Margit Rüdiger

Faltenfrei – Lifting ohne Messer

Die wirksamsten Methoden gegen Falten

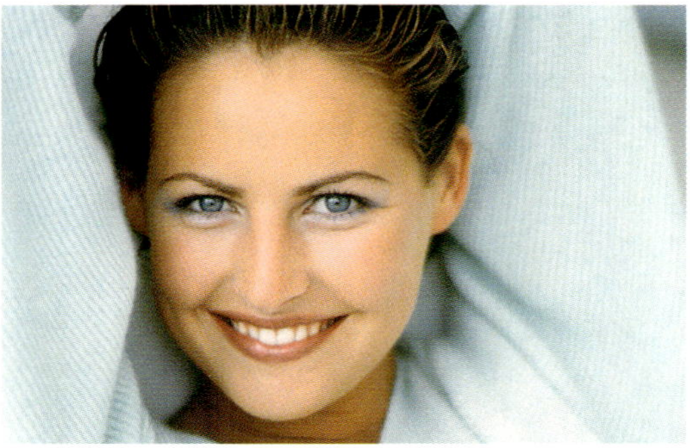

- Gesichtsgymnastik, Massage, Akupressur
- Cremes: Die neue Generation
- Neueste Techniken für ein schönes Gesicht

GU GRÄFE UND UNZER

Inhalt

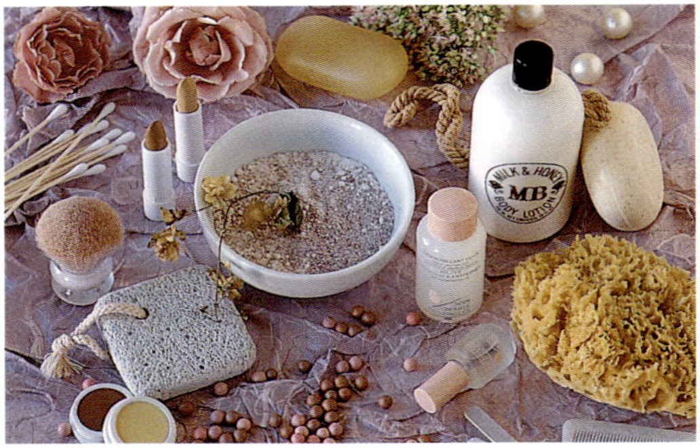

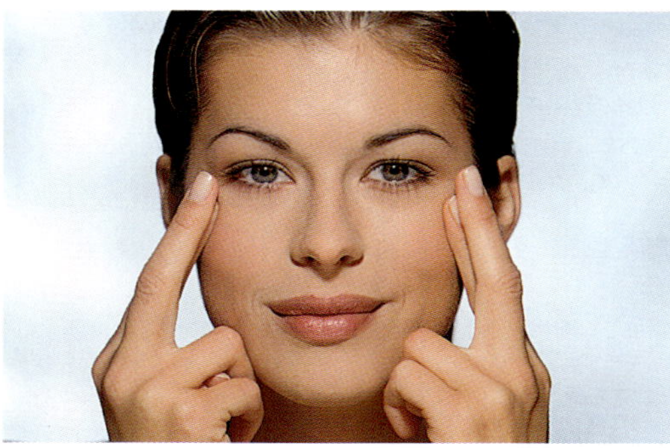

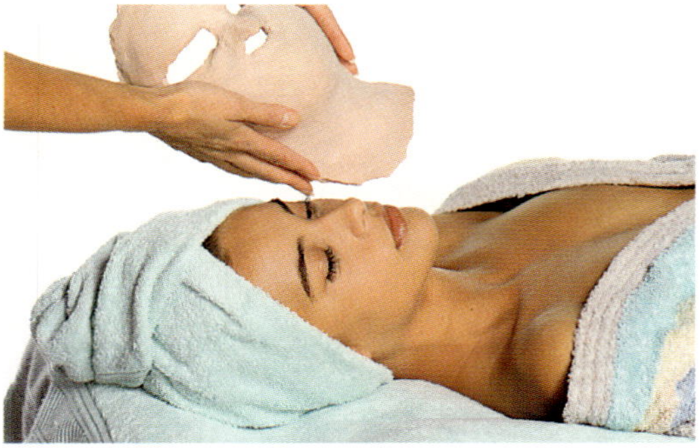

Wichtiger Hinweis

Dieses Buch wendet sich an Frauen, die etwas für die Pflege ihres Gesichts und für ihr jugendliches Aussehen tun wollen. Dabei werden Ihnen Methoden vorgestellt, die sich in der Praxis vielfach bewährt haben. Sie als Leserin müssen selbst entscheiden, welche der beschriebenen Maßnahmen oder Therapien Ihnen vertrauenswürdig erscheint. Der Erfolg hängt von Ihrer individuellen Situation ab und kann nicht garantiert werden. Bei den Methoden, die Kosmetikerinnen und Ärzte anwenden, wurde auf mögliche Nebenwirkungen und Risiken hingewiesen. Diese Hinweise können jedoch nicht vollständig sein. Wichtig ist deshalb, daß Sie sich vor jedem Eingriff noch eingehender über die einzelne Methode informieren. Die angegebenen Kosten sind Richtwerte, die für die Bundesrepublik Deutschland gelten.

Ein Wort zuvor

Was sich jede Frau wünscht, ist ein schönes, glattes Gesicht – und das möglichst lange. Mehr als jedes andere Signal des Körpers steht der Teint für Jugendlichkeit und Gesundheit. Auch das Selbstwertgefühl vieler Frauen stützt sich darauf. Der Tag, an dem sie im Spiegel die ersten Falten entdeckt, gehört nicht gerade zu den beglückendsten Momenten im Leben einer Frau. Dabei ist dieser Zeitpunkt nicht nur von den individuellen, genetischen Anlagen abhängig. Vieles haben wir Frauen selbst in der Hand. Eine positive Grundeinstellung, ein gesunder Lebensstil und nicht zuletzt kontinuierliche Schönheitspflege sind maßgebliche Faktoren, um länger jung zu bleiben und auch auszusehen. Aufhalten können Sie den biologischen Alterungsprozeß nicht, jedoch mit Gewißheit hinauszögern.

In diesem Ratgeber möchte ich Ihnen Grundlegendes über Ihre Haut nahebringen. Ich möchte Sie motivieren, Ihr Gesicht regelmäßig und typgerecht zu pflegen. Denn längst ist wissenschaftlich bewiesen: Moderne Kosmetik kann die Haut länger jugendlich und glatt erhalten. Schon in jüngeren Jahren damit anzufangen, ist heute wichtiger denn je – aufgrund der stetig zunehmenden Umweltverschmutzung und der immer aggressiver agierenden Sonnenstrahlen.

Sie werden erfahren, was man mit Gesichtspflege alles erreichen und wieweit man die Natur mit sogenannten High-Tech-Cremes tatsächlich überlisten kann. Mit einfachen Methoden wie Gesichtsgymnastik und einer besonderen Drucktechnik, Shiatsu, können Sie täglich selbst etwas für eine vitalere Haut und für mehr Ausstrahlung tun. Dazu gibt es praktische Tips, wie sich kosmetische »Notfälle« zu Hause lösen lassen.

Kosmetikerinnen und auch immer mehr Ärzte, die sich auf kosmetische Medizin spezialisiert haben, bieten vielfältige Anti-Falten-Therapien ohne Schnitt an. In diesem Buch finden Sie Aufschluß über die sanften Lifting-Methoden und wie gut sie wirklich sind.

Margit Rüdiger

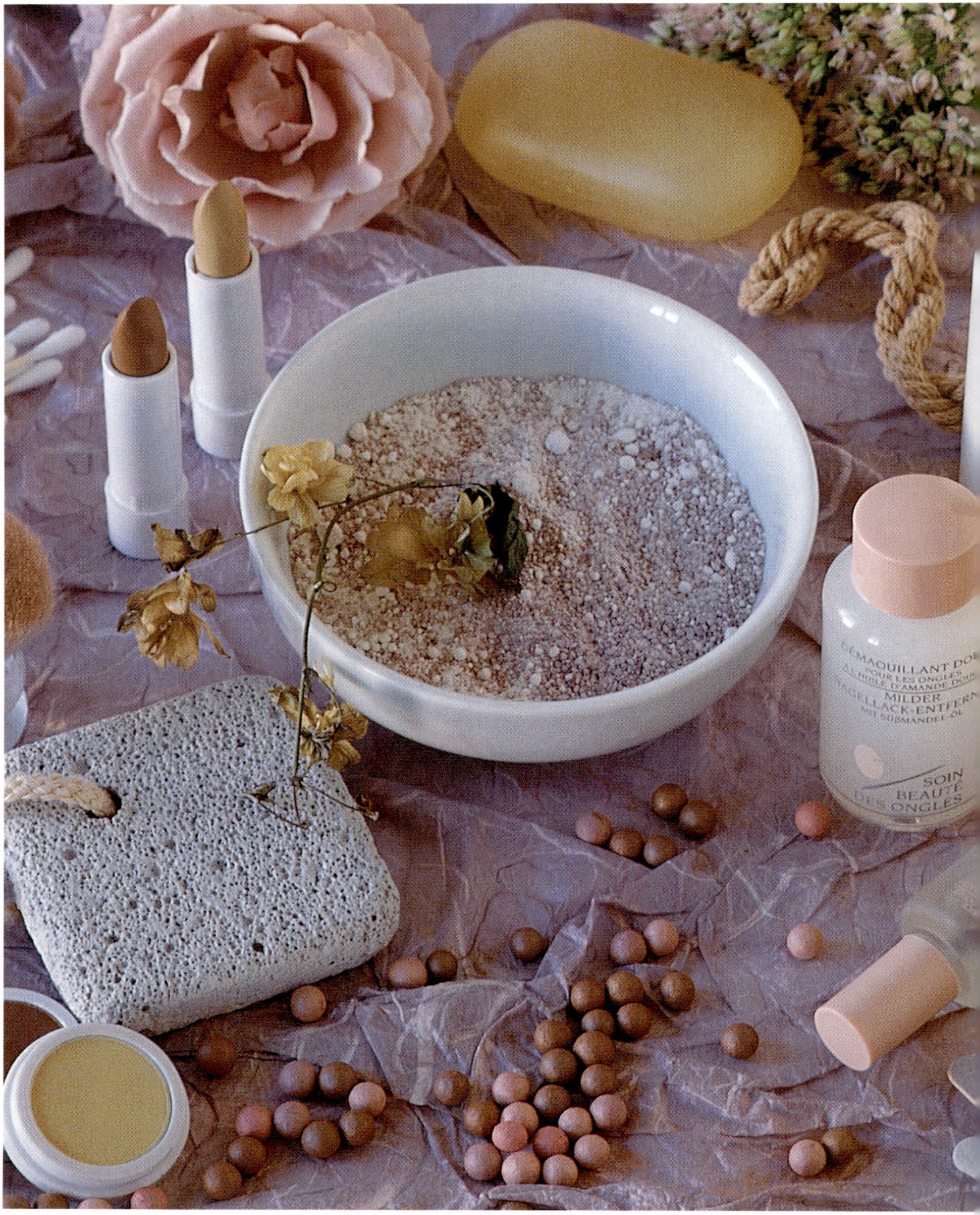
POUR LES ONGLES
MILDER
MIT SÜßMANDEL-ÖL
SOIN
BEAUTÉ
DES ONGLES

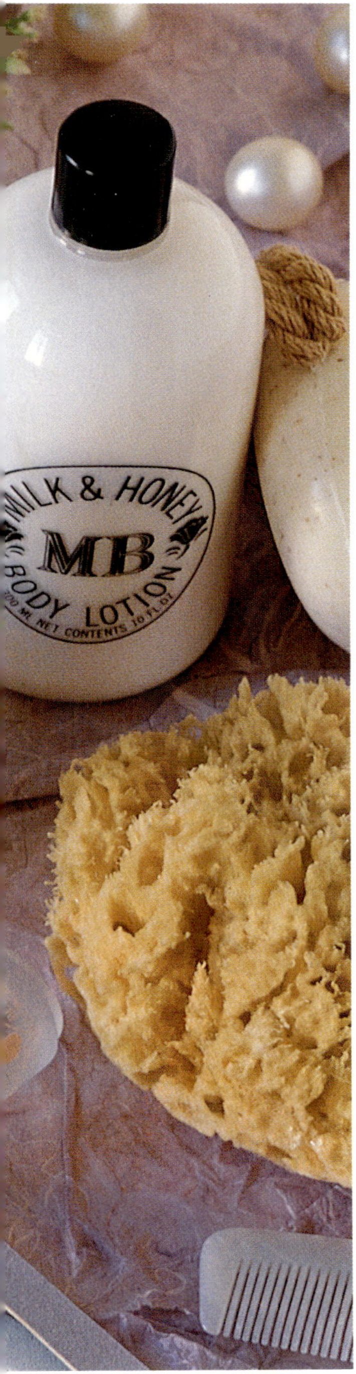

Was die Haut zum Schönsein braucht

Eine schöne, gepflegte Haut ist der Wunsch fast jeder Frau. Doch die Haut ist ein höchst empfindsames Organ, das prompt auf äußere und innere Belastungen reagiert. Ihre Haut gibt sichtbar Auskunft über Ihr Temperament, Ihre Gemütslage oder darüber, wie Sie sich pflegen. Die Gesichtshaut ist zudem vielen schädlichen Umwelteinflüssen ausgesetzt, Streß und falsche Ernährung strapazieren sie zusätzlich. Um möglichst lange schön und jugendlich zu bleiben, braucht das Gesicht deshalb etwas mehr als die tägliche Reinigung. Wichtig ist es, daß Sie Ihren Hauttyp richtig einschätzen, dementsprechend pflegen und Ihrer Haut hin und wieder zusätzlich Gutes tun.

Die Haut – Spiegel unserer Seele

Die Haut ist unser größtes Sinnesorgan. Sie spricht eine stumme Sprache. Das spüren Sie vor allem dann, wenn Haut auf Haut trifft. Schon der Säugling reagiert mit einem Lächeln, wenn die Mutter ihn zärtlich an sich drückt. Auch der erste Kuß, der uns bis ins Innerste berührt, ist beredter Hautkontakt. Aggressiv reagiert unsere äußere Hülle dagegen, wenn wir dem anderen negative Gefühle entgegenbringen. Seine Streicheleinheiten verursachen »Gänse-haut« oder »stellen uns die Haare auf«. Ohne Hautkontakt und ohne zärtliche Zuwendung kann sich ein Mensch nicht normal entwickeln.

Die Gesichtshaut verrät viel über Ihre Gewohnheiten

Nicht ohne Grund wird die Haut als Spiegel unserer Seele bezeichnet. Sie verrät sehr viel über das körperliche und seelische (Wohl-) Befinden des Menschen. Das gilt ganz besonders für die Gesichtshaut. Sie reagiert nicht nur auf äußere Einflüsse; auch zuwenig Schlaf, zuviel Alkohol, Streß und so manche Krankheit lassen sich von ihr ablesen. Unsere Stimmungen und Gefühle wirken sich positiv wie negativ auf sie aus.

So ist die Haut aufgebaut

Die Körperhaut ist unser sensibelstes Organ und mit 1,5 bis 2 Quadratmeter Fläche auch mit Abstand das größte. Von Kopf bis Fuß besteht die Haut aus drei gleich aufgebauten Schichten. Im Gesicht ist sie allerdings wesentlich dünner.

Die Unterhaut

Die unterste Schicht, die *Unterhaut* (Subcutis), gleicht einer isolierenden Thermoschicht aus lockerem Bindegewebe, in dem unzählige Fettzellen eingelagert sind. Sie schützt den Körper vor Wärmeverlust und Stößen. Sie bunkert das Fett in Depots für schlechte Zeiten und speichert Nährstoffe und Wasser.

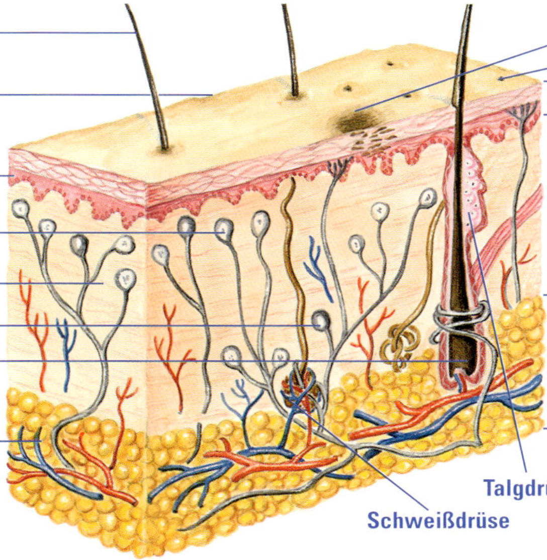

Die Lederhaut

Die darüberliegende *Lederhaut* (Cutis oder Corium) besteht aus festem Bindegewebe, das Nährstoffe speichert und weitergibt und Abfallprodukte aus dem Stoffwechsel aufnimmt. Ein netzartiges Geflecht aus kollagenen Eiweißfasern, die aufquellen und Wasser speichern können, und elastischen Fasern ist für Halt und Dehnbarkeit der Haut verantwortlich und auch für ihre jugendliche Straffheit. Eingebettet in dieses Geflecht sind feinste Blut- und Lymphgefäße, Nerven, Haarwurzeln, Drüsen, Tastkörperchen sowie Reizempfänger, die Wärme, Kälte und Druck aufnehmen.

Die kollagenen Fasern speichern Feuchtigkeit

Die Oberhaut

Die äußerste Schicht wird als *Oberhaut* (Epidermis) bezeichnet. Sie ist der perfekte Schutz für die darunterliegenden Schichten. Zapfenartige Einstülpungen verzahnen sie eng mit der Lederhaut. Biologisch betrachtet ist die Epidermis am aktivsten, da sie sich aus vielen unterschiedlichen Zellen zusammensetzt: Die melaninbildenden Pigmentzellen lassen die Haut bräunen. Immunzellen sind dafür verantwortlich, Bakterien und andere Krankheitserreger unschädlich zu machen. Keratinzellen, die bereits verhornt sind, funktionieren nach außen hin als »Schutzschild«.

Insgesamt drei bis vier Wochen dauert es, bis die Oberhaut erneuert ist

In der untersten Lage der Oberhaut, der Basalzellschicht, werden ständig neue Zellen produziert. Von dort wandern die jungen Zellen im Laufe von 28 Tagen zur Hautoberfläche. Als flache, »tote« Hornschüppchen bilden sie schließlich die sichtbare Hautoberfläche, die Hornschicht. Rund zwei Milliarden (!) von ihnen werden pro Tag beim Waschen, Rubbeln und Abtrocknen von der Haut gerieben und von unten her neu ersetzt.

Wie die Haut sich verändert

Zwei Faktoren sind für die natürliche Beschaffenheit der Haut maßgebend. Der genetische Code legt von Geburt an Art und Anzahl der Zellteilungen fest. Angeboren ist nicht nur, ob die Haut trocken oder ölig ist, sondern auch die Festigkeit des Bindegewebes. Der zweite Faktor ist der biologische Alterungsprozeß. Vom Säugling bis zum Greis durchläuft die Haut sieben Phasen:

Bei Akne wird zu schnell zuviel Talg produziert, der die Poren verstopft

- In der *Kindheit* befindet sie sich in ihrem Idealzustand. Reizungen und Verletzungen heilen schnell aufgrund der erhöhten Zellteilung. Im Laufe des Lebens verringert sich diese um 50 Prozent.
- Die *Pubertät* ist geprägt von den erwachenden Sexualhormonen. Sie bescheren der Haut vermehrte Fett- und Schweißproduktion und die Neigung zu Akne.
- Nach der geschlechtlichen Reife ist die Haut in Hochform. Die Hautzellen produzieren genau das, was sie brauchen. Das Bindegewebe beim *jungen Erwachsenen* ist straff, von Falten keine Spur.
- Bei *Schwangeren* neigt die Haut zu Extremen. Sie kann makellos sein oder gerötet, schuppig oder voller Pigmentflecken. Beides liegt am Anstieg der weiblichen Hormone (Östrogene).
- Etwa ab dem Alter von *40 Jahren* verringert sich die Zellteilung deutlich. Die Haut ist schlechter durchblutet. Das Unterhautfettgewebe reduziert sich und kann weniger Feuchtigkeit speichern. Äußerlich zeigt sich das in Trockenheit, härteren Konturen und weniger Spannkraft.

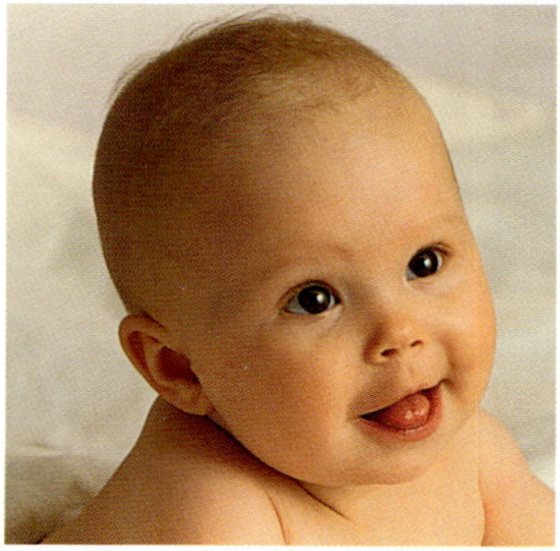

Prall, rosig und gut durchblutet ist die Babyhaut.

- In den *Wechseljahren* sinkt die Östrogenproduktion auf ein Minimum. Speziell die Hormone der weiblichen Eierstöcke sind jedoch für die Regenerationsfähigkeit der Haut, für die Wasserspeicherung sowie für die Durchblutung verantwortlich.
- Im *Greisenalter* wird die Haut immer dünner, fast pergamentartig. Hauptgrund ist der mangelnde Wassergehalt im gesamten Organismus: Macht er beim Säugling rund 75 Prozent aus, sind es im hohen Alter nur noch 40 Prozent.

Warum bekommt man überhaupt Falten?

Der biologische oder natürliche Alterungsprozeß setzt bereits um das 25. Lebensjahr schleichend ein. Meist entstehen zuerst Mimikfalten. Unter dem ständig wiederkehrenden Zug, den bestimmte Gesichtspartien auf sie ausüben, ermüden die elastischen Fasern langsam. Auch die kollagenen Fasern des Bindegewebes verhärten sich und verlieren allmählich an Kraft und Quellfähigkeit. Je trockener die Haut ist, desto weniger prall und glatt sieht sie aus. Zudem läßt die Regenerationsfähigkeit der Oberhaut nach; die äußere Schutzbarriere wird durchlässiger, Schadstoffe können leichter in die darunterliegenden Hautschichten eindringen. Beschleunigt wird dieser natürliche Prozeß der Hautalterung durch falsche Lebensgewohnheiten und vielfältige Umwelteinflüsse, vor allem durch UV-Strahlen.

Die kollagenen Fasern können im Alter weniger Feuchtigkeit speichern

Was die Haut beeinflußt

negativ

- *Zuviel Sonne* – Die Strahlen treffen mit hoher Energie auf die Zellkerne und zerstören sie (Freie Radikale, Seite 27).
- *Rauchen* – Nikotin verengt die Gefäße (siehe Seite 30).
- *Umweltgifte* – Schadstoffe aus der Industrie und Autoabgase können intakte Hautzellen angreifen und zerstören.
- *Streß* – führt zu gestörter Durchblutung und vorzeitiger Faltenbildung (Seite 30).

positiv

- *Ausgewogene Ernährung* – schützt die Haut gegen die Attacken durch Freie Radikale (Seite 27). Vitamine, vor allem A, E und C, sind bewährte Radikalfänger.
- *Pflege* – Kosmetik hat für die Haut Schutz- und Nährfunktion.
- *Ausreichend Schlaf* – Im Schlaf regeneriert sich unsere Haut.
- *Hormone* – können in richtiger Dosierung die Haut positiv beeinflussen.

Warum Pflege helfen kann

Unsere Haut reagiert äußerst sensibel auf positive wie negative Einflüsse von innen und außen. Die richtige Pflege kann den notwendigen Ausgleich schaffen. Deshalb ist so wichtig, daß sie auf den Hauttyp oder die momentanen Bedürfnisse der Haut, die in der Pubertät anders sind als in den Wechseljahren, im Winter anders als im Sommer, ausgerichtet ist (Seite 14).

Im Winter braucht die Haut mehr Fett und Feuchtigkeit

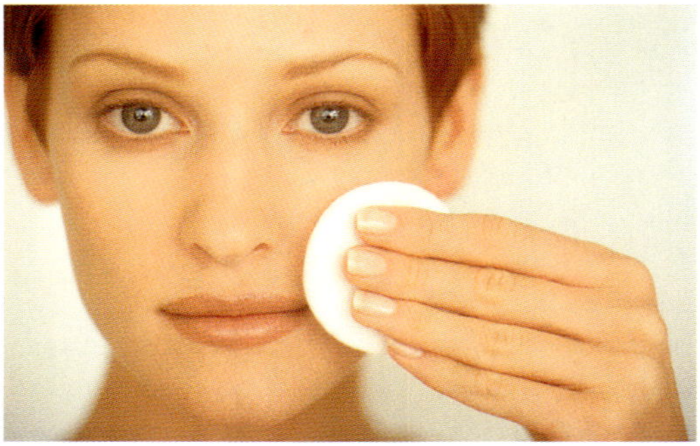

Täglich pflegen

Ein tägliches Ritual ist das Grundpflegeprogramm: Es besteht aus

- Reinigung mit Reinigungsmilch, -gel, -lotion, -creme, -öl oder seifenfreien Waschstücken
- Gesichtswasser zum Beleben oder Beruhigen und
- Pflegecreme. Für Tag und Nacht gibt es spezielle Produkte.

Ob Sie beide brauchen, nur mit Tages- oder Nachtcreme oder einer Uni-Creme auskommen, hängt von Ihren Hautbedürfnissen ab.

Reinigen Sie Ihr Gesicht jeden Tag, damit die Poren nicht verstopfen.

Was Pflege bewirkt

Die wichtigste Aufgabe einer *Tagescreme* ist es, den Hydro-Lipid-Film zu verstärken. Dieser natürliche Schutzmantel aus hauteigenen Fetten, Wachsen und Feuchtigkeitsfaktoren hält die Hornhaut geschmeidig und widerstandsfähig. Ein Tagesprodukt sollte außerdem vor UV-Strahlen und anderen negativen Einflüssen schützen. *Nachtcremes* sind fetthaltiger und mit Wirkstoffen angereichert, die den nächtlichen Regenerationsprozeß der Haut unterstützen. Spezielle Produkte für die *Extra-Pflege* haben besondere Aufgaben: Sie verbessern zum Beispiel den Wasserhaushalt, fördern die Durchblutung oder straffen (Seite 22). Äußere Reize wie Massagen und Gymnastik (ab Seite 39) können die Pflege unterstützen, vor allem indem sie die Blutzirkulation fördern, sie können sie aber niemals ersetzen.

So pflegen Sie Ihre Haut richtig

Richtig gepflegt ist Ihre Haut, wenn Sie sich rundum darin wohl fühlen. Die individuellen Pflegebedürfnisse können sehr unterschiedlich sein und ändern sich auch im Laufe der Zeit. Sie richten sich nach genetischen Faktoren, nach Lebensumständen und Umwelteinflüssen. Bevor Sie die geeigneten Produkte auswählen, ist es deshalb wichtig, daß Sie Ihren Hauttyp richtig einschätzen.

Den Hauttyp bestimmen

Fettig, trocken oder »gemischt« lautet die Frage. Die Antwort können Sie sich relativ einfach selbst geben. Machen Sie den Hautbestimmungs-Test am besten morgens. Am Abend vorher reinigen Sie das Gesicht wie gewohnt, verzichten aber ausnahmsweise aufs Eincremen. Dadurch hat die Haut während der Nacht genügend Zeit, ihr »wahres Ich« zu zeigen: Bis zum nächsten Morgen hat sie entsprechend viel oder wenig Fett abgesondert.

Typisch für die Mischhaut ist die öligere T-Zone.

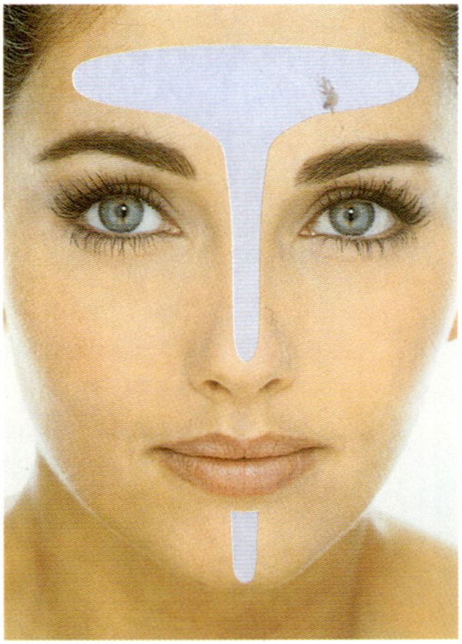

Der Hautbestimmungs-Test

▶ Drücken Sie morgens nach dem Aufstehen ein dünnes Seidenpapier ein paar Sekunden aufs Gesicht.

● *Trockene Haut*

Sind keinerlei Spuren auf dem Papier zu sehen, haben Sie eine trockene Haut.

● *Fettige Haut*

Bei fettiger Haut bleibt ein vollständig glänzender Abdruck zurück.

● *Mischhaut*

Mischhaut weist lediglich im Bereich von Stirn, Nase und Kinn Fettspuren auf (T-Zone). Die Wangenpartie ist eher trocken.

Hauttypen und ihre Bedürfnisse

Die Mischhaut ist am meisten verbreitet und gilt als »normal«

Damit Sie Ihre Haut immer richtig pflegen können, ist es wichtig zu wissen, daß sie nicht ein Leben lang ihrem Typ treu bleibt. Die jugendlich fettige Haut, die zu Mitessern neigt, verwandelt sich später meist in eine Mischhaut. Eine von Natur aus trockene Haut kann durch falsche Pflege, körperlichen wie psychischen Streß, aber auch durch Kälte oder Sonne noch empfindlicher werden.

Die empfindliche Haut

70 Prozent aller mitteleuropäischen Frauen bezeichnen ihre Haut als empfindlich, tatsächlich (und statistisch erfaßt) sind es allerdings nur 12 Prozent. Meist sind die Betroffenen blond oder rothaarig mit sehr hellem Teint und hellen Augen. Beim zuvor erwähnten Hauttest sind keine Spuren auf dem Seidenpapier zu entdecken. Eine empfindliche Haut produziert allerdings nicht nur wenig Fett, die Hornschicht ist besonders dünn, und sie besitzt nur wenig schützende Pigmente. Auf äußere Reize und inneren Streß reagiert sie mit Irritationen.

Empfindliche Haut ist schnell gereizt, gerötet, schuppig und spannt

Im Wandel der Jahreszeiten

Unabhängig vom Typ reagiert die Haut auch auf Jahreszeiten. In der Hitze des *Sommers* kann der normale Feuchtigkeitsanteil in der Hornschicht von etwa 20 Prozent um die Hälfte abnehmen. Deshalb ist es wichtig, sie von innen und außen mit genügend Feuchtigkeit zu versorgen. Das bedeutet, daß Sie mehr trinken und feuchtigkeitspendende Pflegeprodukte verwenden. Fetthaltige Cremes decken die Haut zu sehr ab, und sie schwitzt dann noch mehr. Dagegen braucht die Haut in der trockenen *Winterluft* vermehrt Fett und Feuchtigkeit. Wie der gesamte Stoffwechsel ist sie auf »Winterschlaf« eingestellt. Der Körper arbeitet auf Sparflamme. Die Hornschicht wird dicker und schuppt sich schneller. Die Talgdrüsen produzieren weniger Fett, obwohl die Haut ihren Schutzmantel gegen die Kälte gerade jetzt so dringend nötig hätte. Die Tages- und Nachtpflege darf deshalb in der kalten Jahreszeit ruhig gehaltvoller sein als sonst.

Trockene Haut will verwöhnt werden

Frauen mit trockener Haut werden in jungen Jahren häufig beneidet, so zart, feinporig und rosig sieht ihre Haut aus. Spätestens ab Mitte zwanzig zeigen sich die Schattenseiten. Die mangelhaft arbeitenden Talgdrüsen produzieren weniger Fett, als zur Bildung des natürlichen Schutzfilms gebraucht wird. Doch je weniger hauteigenes Fett vorhanden ist, um die Feuchtigkeit zu binden, desto trockener wird die Haut. Ohne eine Pflege, die ihr sowohl Fett als auch Feuchtigkeit zuführt, neigt sie zu Spannungsgefühl, Reizungen, frühen Fältchen und kleinen Schuppenherden.

Trockene Haut sollte regelmäßig gepflegt werden

Pflege

Ideal sind Cremes, die Öle mit einem kleinen Anteil von Wasser enthalten. Diese sogenannten Öl-in-Wasser-Produkte werden auf der Packung als O/W bezeichnet. Wasser-in-Öl-Produkte (abgekürzt W/O) dagegen sind für die trockene Haut weniger geeignet, da sich in ihnen mehr Wasser als Öl befindet. Das bedeutet zu wenig Schutz für die trockene Haut. Nachlässige Pflege nimmt die trockene Haut ebenso übel wie das häufige Ausprobieren neuer Präparate (siehe auch Seite 21). Das gleiche gilt für empfindliche Haut, die vom Grundtypus her immer trocken ist.

▶ *Der Extra-Tip für Sie*

Unbedingt vermeiden sollten Sie alles, was der trockenen Haut zusätzlich Fett und Feuchtigkeit entzieht wie Seifen und alkoholhaltige Gesichtswässer. Erlaubt sind moderne Waschstücke, sogenannte *Syndets*, die rückfettende Pflegestoffe enthalten. Die Tagespflege soll fett- und feuchtigkeitshaltig sein. Bei sehr trockener Haut oder in den Wintermonaten kann man die fetthaltigere Nachtcreme auch tagsüber auftragen.

Für die trockene Haut eignen sich Waschstücke mit einer Extraportion Pflegestoffe

Fettige Haut altert langsamer

Jugendliche können sich oft wenig über ihre fettige Haut freuen. Neben dem öligen Glanz neigt sie häufig zu Mitessern und Pickeln. Schuld daran ist eine übermäßige Hormonproduktion, genauer

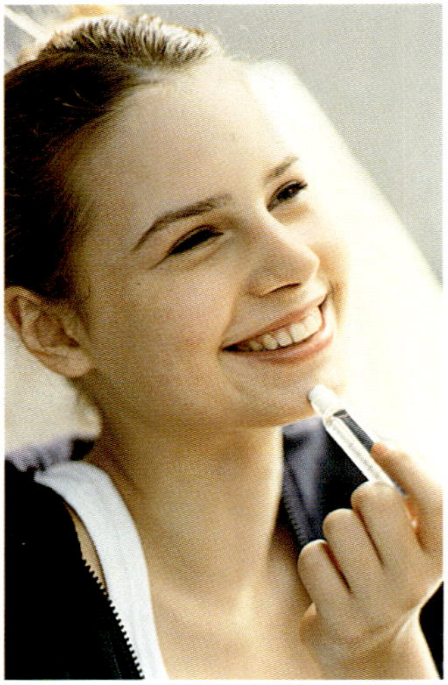

gesagt die des männlichen Hormons Testosteron. Mit dem Anstieg des Testosterons werden die bis dahin ruhiggestellten Talgdrüsen aktiviert. Deshalb beginnt die Fettproduktion meist in der Pubertät. Bei Erwachsenen mit Ende zwanzig wird meist eine Mischhaut daraus, wenn die Überproduktion der Talgdrüsen abnimmt. Fettige Haut hat den Vorteil, daß sie am besten gegen Umwelteinflüsse und frühe Hautalterung gefeit ist, weil sie selbst einen soliden Schutzfilm aufbaut.

Pflege

Bei fettiger Haut ist es wichtig, sie regelmäßig von den abgestorbenen Hornschüppchen zu befreien. Sie verstopfen nicht nur die Poren, sondern lassen den Teint fahl wirken. Cremes braucht die fettige Haut nur in Maßen. Ideal sind fettfreie Gels und dünnflüssige Feuchtigkeitsemulsionen mit möglichst wenig Fett.

Für Pickel gibt es spezielle Stifte, die abdecken und zugleich desinfizieren.

Der Extra-Tip für Sie

Empfehlenswert sind Peelings und klärende Masken sowie die tägliche Gesichtsreinigung mit einem Bürstchen in Verbindung mit einem entfettenden Produkt.

Mischhaut gilt als normal

Die Mischhaut ist nur stellenweise ölig, meist in der T-Zone. Die übrigen Partien weisen eher trockene Symptome auf. Das liegt daran, daß die Talgdrüsen nicht überall gleichmäßig im Gesicht verteilt sind.

Bei der Mischhaut glänzen meist Stirn, Nase und Kinn

Pflege

In der Pflege ist eine Mischhaut unproblematisch, wenn das Verhältnis zwischen fetten und trockenen Zonen nahezu ausgewogen ist. Bei extremen Unterschieden richtet sich die Pflege nach dem vorherrschenden Hauttyp. Wählen Sie in der Regel leichte Präparate mit wenig Fett, aber viel Feuchtigkeit. Wenn die Wangenpartien spannen, können Sie diese noch einmal nachcremen oder ihnen zusätzlich etwas mehr Fett gönnen. Nur bei starkem Fettfluß und Neigung zu Unreinheiten sind Produkte aus Serien gegen fettige Haut nützlich.

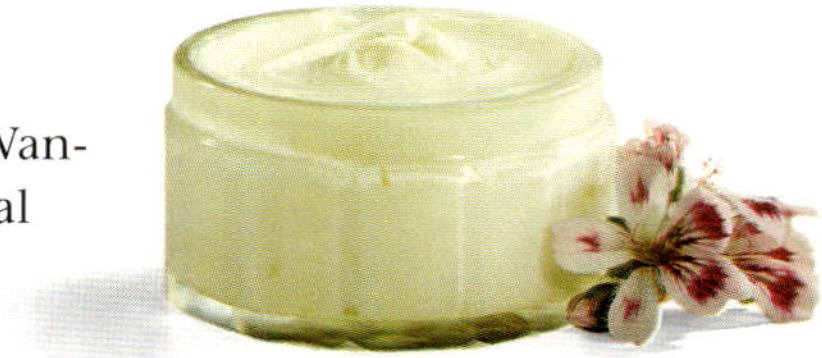

Cremes mit viel Feuchtigkeit für die Mischhaut.

▶ *Der Extra-Tip für Sie*

Puder deckt glänzende Partien ab

Wenn die T-Zone sehr glänzt: Drücken Sie morgens losen Puder mit einer Quaste sanft in die Haut. Das mattiert nachhaltiger, als wenn Sie ihn nur mit einem Pinsel aufstäuben. Tagesüber ist Kompaktpuder zum Nachmattieren praktischer.

Ihr persönlicher Pflegeplan

	trockene Haut	ölige Haut	Mischhaut
Reinigung abends	fetthaltige Reinigungsmilch	gründlich waschen mit entfettendem Syndet	viel Wasser plus Waschcreme oder Waschgel
Reinigung morgens	lauwarmes Wasser zum Erfrischen	wie am Abend	erfrischen mit lauwarmem bis kühlem Wasser
Gesichtswasser	alkoholfrei	alkoholhaltig mit entzündungshemmenden Zusätzen	mit porenverengenden Wirkstoffen und etwas Alkohol
Tagescreme	reich an Ölen und Feuchtigkeitsspendern, mit UV-Filter	dünnflüssige Emulsion mit wenig Fett, alternativ ein Hydro-Gel	Milch mit viel Feuchtigkeit und wenig Fett
Nachtcreme	Spezial-Produkt für trockene bzw. empfindliche Haut	leichtes Feuchtigkeitspräparat wie tagsüber	Tagesprodukt verwenden, T-Zone aussparen
Peeling	nicht nötig	2- bis 3mal pro Woche	2mal pro Woche, T-Zone intensiver
Masken	Crememasken: keine antrocknenden Masken	Reinigungsmasken, vorher 10 Minuten Dampfbad	Feuchtigkeitsmasken
Extra-Tip	leichte Augen-Gels glätten Trockenheitsfältchen	Schüttellotion mattiert nach der Reinigung und auch zwischendurch	Masken-Mix: T-Zone: Reinigungs-, Seiten: Feuchtigkeitspräparat

Wirkstoffkosmetik: Versprechen und Wirkung

Mit Ihrer normalen Creme erreichen Sie nur die oberste Hautschicht

Normale Pflegeprodukte wirken nur oberflächlich. Sie halten in erster Linie die Hornschicht geschmeidig. Neben Reinigungsprodukten und Tages- und Nachtcremes werden auf dem Kosmetikmarkt spezielle Wirkstoffcremes angeboten, die mehr »Tiefgang« besitzen. Es handelt sich dabei nicht nur um Anti-Falten-Produkte.

Was die Packungsangaben aussagen

Medizinisch betrachtet gibt es »keine Wirkung ohne Nebenwirkung«. Nebenwirkungen dürfen Kosmetika jedoch vom Gesetz her nicht haben. Das bedeutet, daß keine kosmetische Substanz bis in die lebenden Hautschichten vordringen darf. Im Gegensatz zu Arzneimitteln unterliegen Kosmetika allerdings keinerlei Zulassungsverfahren. Der Hersteller ist lediglich verpflichtet, alle Inhaltsstoffe auf der Packung anzugeben und ein Dossier zum Beweis der behaupteten Wirkung auszuarbeiten. Um kein Abmahnverfahren zu riskieren, lassen die Aussagen darüber, wie das Produkt wirkt, oft Klarheit vermissen. Anhand der Packungsangaben können Sie zumindest ablesen, wie hoch der Anteil der Wirksubstanzen in dem Produkt ist. Deklariert wird abfallend, das heißt, die Substanz mit der höchsten Konzentration steht an erster Stelle.

Liposomen wirken tiefer

Die Liposomen können mit unterschiedlichen Substanzen beladen sein

Liposomen verleihen der Haut mehr Festigkeit

Als revolutionäre Erfindung der High-Tech-Kosmetik gilt die *Phospholipid*-Technik, auch *Liposomen*-Technik genannt. Mit Hilfe von Mikromolekülen, Liposomen, die exakt den körpereigenen Fettzellen nachgebaut sind und deshalb von der natürlichen Hautbarriere nicht als Fremdkörper erkannt werden, wird die Wirkstoffladung in die tieferen Hautschichten »geschmuggelt«.
Die mikrofeinen Strukturen der Moleküle sind äußerst empfindlich. Nicht immer bleiben sie lange genug stabil, um dann später bei der Anwendung noch entsprechend wirken zu können.

■ Eindeutig bewiesen sind dagegen die schützende Wirkung von UV-Filtern und der beruhigende oder anregende Effekt vieler Pflanzenextrakte, die meist »naturidentisch« und daher allergiefrei im Labor nachgebaut werden. Ginkgo beispielsweise verbessert die Mikrozirkulation der Haut, Hamamelis und Calendula beruhigen.

Wirkstoffcremes sollen vor allem den Wasserhaushalt in den oberen Hautschichten verbessern

Kampf den Falten – das Anti-Age-Prinzip

Zu wenig Feuchtigkeit bedeutet auch undichte Stellen in der Hornhaut. Sie geben den Weg für Pilze und Keime frei

Eine Haut, die genügend Feuchtigkeit speichert, sieht prall und glatt aus. Ohne Feuchtigkeit beginnt die Haut zu spannen, Trockenheitsfältchen bilden sich. *Hydratisierende* (feuchtigkeitsspendende) Stoffe, die den Wasserhaushalt in den oberen Hautschichten verbessern, sind deshalb auch Bestandteil der meisten sogenannten *Anti-Aging-Produkte*. Das sind Wirkstoffcremes, die die Alterung der Haut verzögern sollen. Zu den bedeutendsten Feuchtigkeitslieferanten zählen:

- Algen
- ATP (Adenosintriphosphat)
- Aminosäuren
- Glycerol
- Harnstoff
- Seidenproteine
- Hyaluronsäure und das mit ihr verwandte Chondroitin-Sulfat

Fruchtsäuren

Die Wirkung anderer Substanzen, die eine Verjüngung erreichen sollen, ist dagegen weniger eindeutig nachweisbar. Als gebräuchliche Wirkstoffe finden sich in Anti-Falten-Produkten Fruchtsäuren oder *AHAs* (Alpha-Hydroxysäuren). Es handelt sich um natürliche Säuren, zum Beispiel aus Zuckerrohr, Milch, Äpfeln oder Zitrone, unter deren Wirkung sich die Haut schält. In hoher Dosierung können sie Blutgefäße und Bindegewebe festigen.

■ Dermatologen warnen aber, daß eine Dauerbehandlung mit fruchtsäurehaltigen Kosmetika zu Entzündungen führen könnte, weil die Haut so »dünn« und damit für Umwelteinflüsse durchlässiger wird. Vor allem Frauen mit empfindlicher Haut sollten vorsichtig sein.

Weitere »Faltenkiller«

- Bekannte Faltenkiller sind auch *Collagen* und *Elastin* sowie *Thymus*. Diese Substanzen sind allerdings aufgrund der ungeklärten Situation um die Rinderseuche BSE inzwischen von vielen Herstellern durch pflanzliche Wirkstoffe ersetzt worden.
- *Ceramide* sind im Labor nachgebaute Stoffe, die der Kittsubstanz der oberen Hautschichten zum Verwechseln ähneln.
- *Vitamin C* gilt derzeit als stärkste Waffe gegen Falten. Es ist – wie auch das fettlösliche Vitamin E – ein unschlagbarer Radikalfänger gegen Umweltgifte und Sonne und fördert zugleich die Collagen-Produktion der Haut.
- Für die reifere Haut ist auch *Vitamin A* von großer Bedeutung, weil es die Zellteilung anregt.
- Zu den Neuheiten im Kampf gegen die Hautalterung gehören *Biostoffe aus Wasserpflanzen und Hülsenfrüchten*. Sie sollen in der Hornschicht körpereigene Botenstoffe freisetzen, die wiederum dem Stoffwechsel in der tiefergelegenen Keimschicht einen Energieschub verpassen.

Sauerstoff gibt müden Zellen einen Energieschub, damit sie sich wieder schneller teilen

Ein gutes Selbstbewußtsein und ein positives Lebensgefühl halten länger jung.

Gesicht und Seele pflegen

Eines ist allerdings sicher: Woraus der Anti-Falten-Cocktail auch gemischt sein mag, er kann den Alterungsprozeß höchstens verlangsamen, aber nicht rückgängig machen. Wenn Sie sich möglichst lange eine schöne und gesunde Haut erhalten möchten, ist es wichtig, daß Sie schon früh pfleglich mit sich selbst umgehen. Kosmetik allein kann nie der Garantieschein sein für Anziehungskraft und positive Ausstrahlung. Die kommen von innen. Nur wenn Körper und Seele im Einklang sind, stimmt auch die Optik.

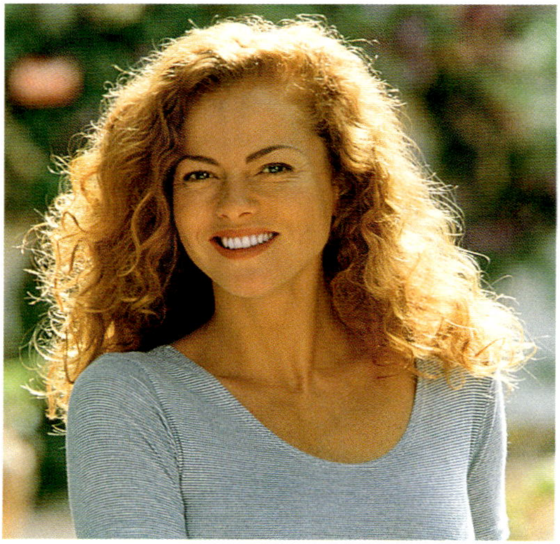

Können Sie Ihre Haut auch überpflegen?

»Viel hilft viel« ist gerade in der Kosmetik ein Trugschluß. Wenn Sie bedenken, daß in einer einzigen Creme manchmal mehr als dreißig »Zutaten« enthalten sind, zum Beispiel Nährsubstanzen, Öle, Emulgatoren, Farb-, Duft- und Konservierungsstoffe, können Sie ermessen, mit wie vielen chemischen Verbindungen sich die Haut auseinandersetzen muß.

Ständig neue Cremes anzuwenden, bringt eher Unruhe in den Pflegeplan als neue Erkenntnisse

Warnzeichen der Haut

Juckt oder schuppt sich die Haut und entstehen ungewöhnlich viele Pickel, könnte das ein Zeichen dafür sein, daß Sie zu viele oder die falschen Produkte benutzen oder zu häufig wechseln.

Was die Haut reizt

- *Zu viele verschiedene Produkte:* Jeder Kosmetikhersteller verwendet bestimmte Emulgatoren, die die wäßrigen und öligen Bestandteile eines Produktes »zusammenhalten«. Gerade diese Substanzen können Reizungen hervorrufen. Belasten Sie Ihre Haut nicht zusätzlich mit unterschiedlichen Emulgatoren aus mehreren Pflegeserien.
- *Übertriebene Reinlichkeit* kann ebenfalls der Haut zusetzen. Mit jedem Waschen werden hauteigene Feuchtigkeit und Fett mit aus der Haut geschwemmt.
- *Häufiges Wechseln der Produkte:* Widerstehen Sie der Versuchung, ständig neue Produkte oder »Pröbchen« auszuprobieren. Die Haut benötigt mindestens vier Wochen, bis sich eindeutig feststellen läßt, ob ihr ein Präparat zusagt.

Bei trockener und normaler Haut reicht eine gründliche Reinigung pro Tag

Zumindest Reinigung und Gesichtswasser sollten aus einem Pflegeset stammen

Der Extra-Tip für Sie

Zeigt die Haut tatsächlich einmal Symptome von zuviel Pflege, empfehlen Hautärzte für einige Tage vollständig auf Kosmetika zu verzichten, bis sich der Zustand gebessert hat. Das heißt, nur mit klarem Wasser waschen und nicht eincremen.

Extras, die sich lohnen

Ab und zu braucht die Haut, vor allem wenn sie nicht mehr ganz jung ist, ein bißchen mehr als die normale Grundpflege (Seite 12). Das gilt zum Beispiel, wenn Sie sich in einer außergewöhnlichen oder langanhaltenden Streßphase befinden oder wenn Ihre Haut nach einer Krankheit oder Diät fahl und grau erscheint. Auch staubtrockene Heizungsluft kann der Gesichtshaut zu schaffen machen. Manchmal hat sie aber ganz einfach nach einem seelischen Tief oder einer zu kurzen Nacht einen Energiekick nötig.

Die zarte Haut um die Augen wird auch durch die Mimik sehr beansprucht

Augenpflege ist keine Frage des Alters

Die Haut um die Augen herum ist extrem empfindlich. Sie ist dreimal dünner als die übrige Gesichtshaut, besitzt kein Unterhautfettgewebe und nur wenig Talgdrüsen. Streß, viel Sonne und kurze Nächte hinterlassen sichtbare Spuren. Rötungen, Irritationen und frühe Fältchen sind ein typisches Problem dieser sensiblen Zone, die besonders viel Feuchtigkeit und Fett braucht. Ob Sie eine Augencreme nötig haben, hängt weniger davon ab, wie alt Sie sind, sondern davon, welche Lebensgewohnheiten Sie haben, wie Ihre Haut beschaffen ist und wie Sie sich pflegen.

Klopfen Sie die Creme mit den Fingerkuppen sanft in die Augenumgebung ein – von innen nach außen, ohne die Haut zu ziehen.

Spezialcremes spenden Feuchtigkeit

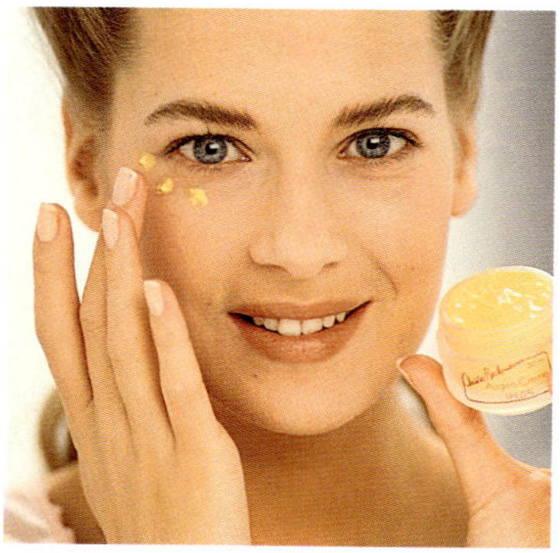

- Praktisch sind *fettfreie Hydro-Gels*. Meist enthalten sie hautberuhigende Substanzen wie zum Beispiel Kamillen-Extrakt. Durch den leichten Glanz, den sie auf der Haut hinterlassen, fallen Fältchen weniger auf. Augen-Gels können Sie bei Bedarf sogar zwischendurch übers Make-up tupfen.
- Wenn die Haut extrem trocken ist und spannt, sind allerdings Cremeprodukte mit einem höheren Anteil an pflanzlichen Ölen mehr zu empfehlen.
- Auf Seite 41 finden Sie Gymnastikübungen, die Ihre Augen entspannen und Tränensäcke vertreiben, und auf Seite 34 zusätzliche Tips für geschwollene Lider und Ringe.

Masken für kosmetische Notfälle

Masken können vieles: Feuchtigkeitsspendende Produkte päppeln blasse, müde Haut schnell wieder auf. Reinigungsmasken schenken vor allem fettiger Haut und normaler Mischhaut ein klares Aussehen. Trockene Haut wird unter einer nährenden Cremenmaske wieder geschmeidig. Schaummasken ziehen so vollständig in die Haut ein, daß man anschließend sofort Make-up auftragen kann. Effektmasken straffen die Haut und verfeinern die Poren.

Wie Masken wirken

Die schnellen Schönmacher wirken meist über den Wärmestau, der sich unter der aufgetragenen Schicht entwickelt. Der führt zu einer verstärkten Mikrozirkulation in der Haut, Schlackenstoffe werden besser abtransportiert. Die Poren öffnen sich, Wirkstoffe dringen intensiver ein. Die oberen Hautschichten quellen auf, und dadurch glättet sich der Teint sichtbar.

Bei Masken, die antrocknen, bleiben Mund- und Augenpartie ausgespart.

So tragen Sie die Maske richtig auf

Schaummasken ziehen wie eine Creme in die Haut ein und werden nicht abgewaschen

- Reinigen Sie das Gesicht zuerst. Um die Wirkung der Maske zu steigern, können Sie vor der Anwendung ein Dampfbad von etwa 10 Minuten machen oder warme Kompressen auflegen. Dadurch öffnen sich die Poren, und die Wirkstoffe können besser eindringen.
- Tragen Sie die Maske gleichmäßig auf. Je nach Produkt 5 bis 20 Minuten einwirken lassen.
- Danach wird die Maske mit warmem Wasser abgespült. Tragen Sie nun Gesichtswasser und Ihr gewohntes Pflegeprodukt auf.

■ Die Maske dicker aufzutragen oder länger als auf dem Beipackzettel angegeben einwirken zu lassen, bringt keinen zusätzlichen Erfolg. Masken können 1- bis maximal 3mal pro Woche angewendet werden. Einzige Ausnahme sind supersofte Cremeprodukte, denn die tun der Haut in Streßzeiten sogar täglich gut.

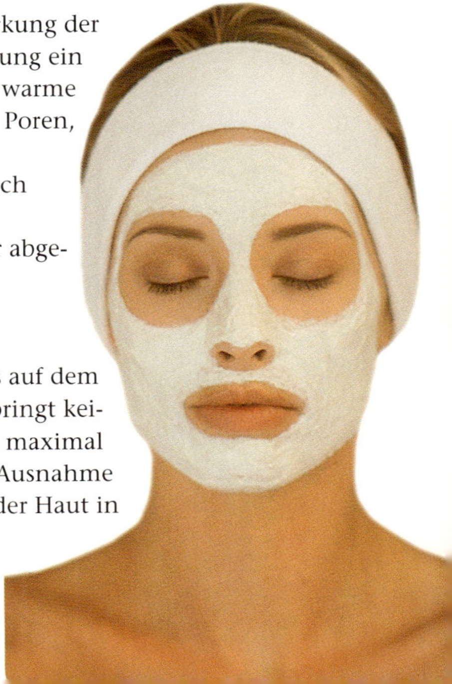

Masken zum Selbermachen

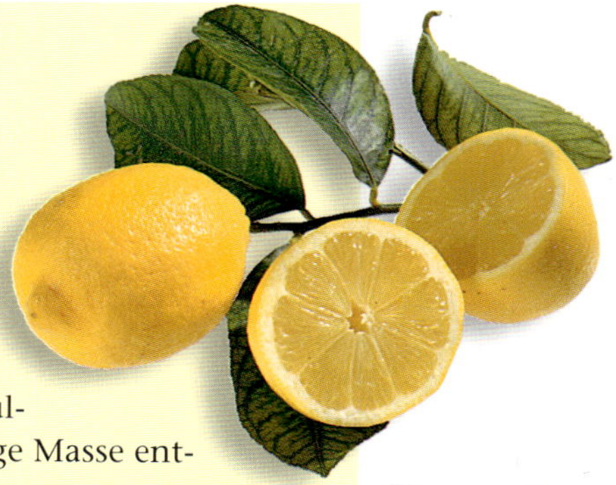

Zitronensaft belebt die Haut.

Effektmaske für müde Haut

1 Eiweiß
30 ml Zitronensaft
10 g Süßholzwurzel-Pulver (aus Apotheke oder Reformhaus)

▶ Das Eiweiß und den Zitronensaft steif schlagen. Vorsichtig das Süßholzwurzel-Pulver daruntermischen, bis eine geschmeidige Masse entstanden ist.

▶ Gleichmäßig auf Gesicht, Hals und Dekolleté verteilen. Nach 10 Minuten mit warmem Wasser abspülen.

Den Sauerampfer können Sie auch durch eine Handvoll Rosenblütenblätter – frisch oder getrocknet – ersetzen

Reinigungsmaske für fettige Haut

30 g getr. Sauerampferblätter (Apotheke oder Reformhaus)
100 ml Wasser
10 g Mandelkleie
20 g Agar-Agar (Apotheke oder Reformhaus)

▶ Die Sauerampferblätter mit 100 ml kochendem Wasser überbrühen. Die Blätter kleinhacken, mit der Mandelkleie, dem Agar-Agar und dem Sud gut verrühren.

▶ Großzügig im Gesicht auftragen, 10 Minuten einwirken lassen und mit Wasser gründlich abwaschen.

Avocados sind reich an wertvollen Ölen.

Nährmaske für trockene Haut

$^{1}/_{2}$ reife Avocado
2 EL flüssige Sahne
1 TL Zitronensaft

▶ Die Avocadohälfte aus der Schale lösen und mit einer Gabel zerdrücken. Sahne und Zitronensaft dazumischen.

▶ Die Packung 15 Minuten auf dem Gesicht lassen, dann mit warmem Wasser abwaschen.

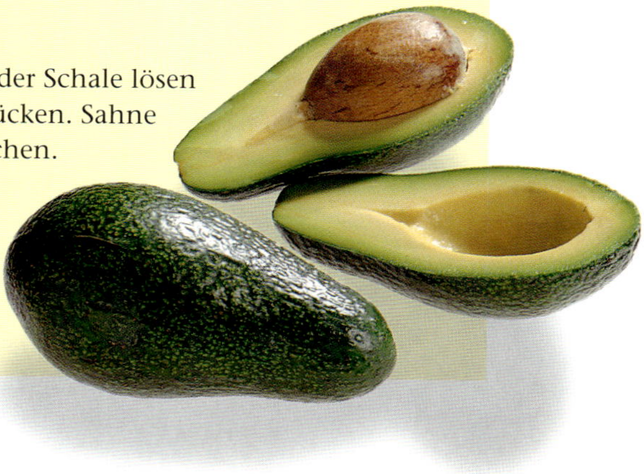

Peelings putzen die Poren

Läßt ein Grauschleier die Haut müde und fahl aussehen, bringt ein Peeling (engl. »to peel« = schälen) den klärenden Erfolg. Die abgestorbenen Hornschüppchen auf der Hautoberfläche werden durch feine Körnchen und hornlösende Substanzen sanft abgeschilfert.

Frisch gepeelte Haut fühlt sich zarter und weicher an, wirkt rosig und feinporig

- Peelings eignen sich am besten für normale bis fettige Haut, da diese leicht verhornt und oft größere Poren aufweist.
- Reifere Haut besitzt ebenfalls eine dickere Hornschicht, da sich die Neubildung der Hautzellen mit den Jahren verlangsamt und die Schicht aus toten Zellen dicker wird.
- Wenn man eine Selbstbräunungscreme benutzt, färben sich die Hornschüppchen nach dem Peeling gleichmäßiger.

Vorsicht mit Sonne und bei trockener Haut!

In die Sonne sollten Sie direkt nach einem Peeling nicht gehen. Die wehrlose Haut könnte mit Reizungen und fleckiger Bräune reagieren. Peelingverbot besteht bei trockener und empfindlicher Haut sowie bei Couperose (erweiterte Äderchen).

Ampullen sind wahre Wirkstoffbomben

Wirkstoffkonzentrate in Ampullen sind längst nicht nur etwas für reife Haut. Vor allem bei strapazierter und trockener Haut sorgen sie für sichtbare Ergebnisse. Sie enthalten eine geballte Ladung wichtiger Wirkstoffe in konzentrierter Form. Je nach Bedarf der Haut sind das Vitamine, Mineralstoffe, hochwertige Pflegestoffe wie Hyaluronsäure, Aminosäuren, Lipide und ausgewählte Pflanzenextrakte. Produkte auf Wasserbasis lassen die Haut in kurzer Zeit wieder strahlen, die Poren sind deutlich verfeinert.

Angebrochene Ampullen müssen schnell verbraucht werden

▶ Wenden Sie Ampullenkuren über einen Zeitraum von 2 bis 4 Wochen morgens und abends an. Hals und Dekolleté dabei nicht vergessen! Am besten wirkt die Ampullenflüssigkeit auf der gründlich gereinigten Haut. Noch intensiver ist der Effekt, wenn Sie vorher ein Peeling machen oder Warmwasserkompressen auflegen. Die Haut ist dann besonders gut durchblutet und extrem aufnahmebereit für Wirkstoffe.

»Pflegefall«: Hals und Dekolleté

Mangelnde Pflege setzt dem Hals zu

Sicher haben auch Sie schon oft Ihr Gesicht mit Hingabe gecremt und darüber die Zonen unterhalb des Kinns völlig vergessen. Mutter Natur hat den Hals und seine Fortsetzung, das Dekolleté, eher stiefmütterlich bedacht. Die Haut an diesen Körperpartien ist ähnlich beschaffen wie um die Augen herum: dünn, mit wenig Talgdrüsen und spärlich mit Fettgewebe gepolstert. Kein Wunder, daß die Haut hier frühzeitig erschlafft und sich schnell Falten bilden. Zuviel Sonne, schlechte Haltung und »halsverdrehende« Schlafstellungen unterstützen diesen Prozeß.

- »Kopf hoch« heißt deshalb das Motto für den Tag. Im Bett ist die Rückenlage die halsfreundlichste Position (Seite 53).
- Für Hals und Dekolleté ist es im wahrsten Sinne des Wortes wichtig, daß sie bei der täglichen Pflege so richtig ihr Fett abkriegen. In der Regel reicht die normale Gesichtscreme aus. Nur wer spezielle fettarme Präparate benutzt, sollte sich eine fetthaltige Halscreme mit vitalisierenden Wirkstoffen gönnen.

▶ *Der Extra-Tip für Sie*

Gesichtsmasken immer auf Hals und Dekolleté ausdehnen

Verbinden Sie mit dem Eincremen eine glättende Massage:

- Streichen sie abwechselnd mit den Handflächen von unten nach oben mit leichtem Druck am Hals entlang.
- Zum Schluß klopfen Sie mit dem Handrücken mehrmals sanft gegen die Kinnunterseite.

Hilft auf die Schnelle: der Folientrick

Für die Folienpackung tragen Sie Ihre Creme dicker auf als sonst

Wenn Sie das Gefühl haben, die zarte Halspartie wirkt schlaff und müde, oder wenn sich Knitterfältchen nach zuviel Sonne zeigen, kann eine Packung kleine Wunder wirken:
Tragen Sie die übliche Creme etwas dicker auf oder verwenden Sie eine reichhaltige Maske. Verteilen Sie sie großzügig bis zum Brustansatz.

▶ Decken Sie Hals und Dekolleté mit Klarsichtfolie und einem Handtuch ab. Durch den entstehenden Wärmestau können die Pflegestoffe noch intensiver einziehen und die Haut aufpolstern.

▶ Nach etwa 10 bis 15 Minuten nehmen Sie die Folie wieder ab.

Die Feinde Ihrer Schönheit

Sie lauern im Alltag. Wenn die Sonne scheint, Sie den Rauch einer Zigarette inhalieren oder vor lauter Streß aus der Haut fahren. *Freie Radikale* heißen die Winzlinge mit der großen zerstörerischen Kraft. Es sind äußerst aggressive Moleküle, deren Bildung durch bestimmte Stoffe im Körper gefördert wird. Das können Substanzen sein, wie sie in Umweltgiften, in manchen Nahrungsmitteln und Medikamenten sowie im Zigarettenrauch vorkommen. Streßreaktionen lösen ebenfalls die Produktion von Freien Radikalen aus. Geradezu invasionsartig vermehren sich diese bösartigen Moleküle zum Beispiel, wenn wir in der Sonne bräunen. Durch die Zusammenwirkung von Sauerstoff plus UV-Strahlen kommt es im Körper zu einem Oxydationsprozeß, bei dem die Molekülketten unterbrochen werden, Teile davon spalten sich ab. Diese aggressiven Zellbruchstücke greifen intakte Zellen an und zerstören sie.

Freie Radikale verursachen Veränderungen im Hautgewebe

Sonne – die Haut vergißt nichts

Wer zuviel in der Sonne liegt, bei dem sind nach einer gewissen Zeit die Reparaturmechanismen des Körpers überfordert. Die Folgen sind verhängnisvoll: Die geschädigten Zellen geben veränderte Informationen weiter. Im schlimmsten Fall führt diese Fehlinformation zu Hautkrebs. Äußerlich rächen sich sonnenbedingte Schädigungen in Form von Pigmentflecken, dem sprichwörtlichen »Lederapfel«-Teint und Knitterfältchen am Dekolleté. Das kurzwellige UVB-Licht bräunt zwar, verursacht jedoch auch Sonnenbrand und schädigt die Zellkerne der Oberhaut. Es wird vor allem für den Hautkrebs verantwortlich gemacht. Langwellige UVA-Strahlen treffen aufs Bindegewebe und lassen die Haut erschlaffen.

Die Haut merkt sich jeden Sonnenbrand

Wenn Sie Ihre Haut langsam an die Sonne gewöhnen und ihr nicht zuviel Dauerstrahlung zumuten, kann sie ihren Eigenschutz aufbauen. Für die Schönheit Ihrer Haut ist es jedoch in jedem Fall besser, wenn Sie sich mit einer zarten Tönung begnügen.

Langsam vorbereiten

- Legen Sie sich nie blaß und ungeschützt in die Sonne, sondern nur mit einem hohen UV-Schutz (siehe Tabelle, Seite 29). Das gilt bereits für die ersten schönen Frühlingstage auf dem Balkon.

Zur Vorbeugung: 4 bis 6 Wochen vor dem Urlaub Beta-Carotin-Kapseln

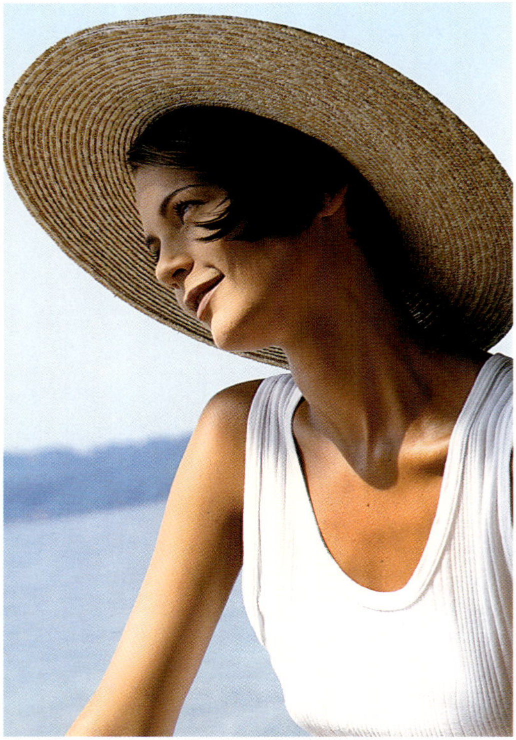

- Selbst als Tagespflege empfiehlt sich ein Pflegeprodukt mit ausreichendem Lichtschutz, da schon das normale Tageslicht und sogar Kunstlicht die Haut schädigen.
- Meiden Sie vor allem die Mittagssonne zwischen 12 und 15 Uhr.
- Es ist grundsätzlich am gesündesten, wenn Sie im Schatten bräunen und nicht unter praller Bestrahlung. Im Schatten beträgt die Strahlenwirkung immer noch bis zu 50 Prozent.

Hoher UV-Schutz für Schönheit und Gesundheit

Lassen Sie Ihr Gesicht am besten immer im Schatten und behalten Sie den höchsten Schutzfaktor bei.

Wieviel UV-Schutz Ihre Haut braucht, hängt von der Sonnenintensität ab und davon, welcher Lichttyp Sie sind. Je heller die Haut, desto geringer der körpereigene Schutz. Er reicht von 5 Minuten bei extrem blaßen Menschen (Hauttyp I) bis zu 40 Minuten bei mediterranen Typen (Hauttyp IV). In Äquatornähe und im Gebirge verkürzt sich der Eigenschutz. Nachcremen pflegt zwar die Haut, aber verlängert nicht die Schutzzeit. Dermatologen raten ohnehin, immer ein Drittel unter der »erlaubten« Zeit in der Sonne zu bleiben. Im Gesicht ist es am besten, den höchsten Schutzfaktor beizubehalten. Schützen Sie die besonders empfindliche Augenpartie, Nase und Lippen zusätzlich mit Sunblocker.

Der richtige Schutz für jeden Typ

Die Zahl auf dem Sonnenschutzprodukt multipliziert mit der Eigenschutzzeit der Haut, gibt den Zeitraum an, über den Sie eingecremt in der Sonne liegen können, ohne einen Sonnenbrand zu riskieren. Der Faktor wirkt nur einmal pro Tag und braucht mindestens 15 Minuten, bis er nach dem Auftragen seine volle Schutzwirkung auf der Haut entfaltet hat.

Lichttyp	Eigenschutz	Lichtschutzfaktor im Sommer	Lichtschutzfaktor im Hochgebirge, auf See
Typ I Helle Haut, rötliche o. hellblonde Haare, oft Sommersprossen	10 bis 15 Minuten	1. Woche bis 3. Woche: 15 bis 20	Sunblocker; immer 20 und höher
Typ II Helle Haut, blonde o. mittelblonde Haare, blaue o. grüne Augen	20 Minuten	1. Woche: 15 bis 20 2. Woche: 12 bis 15 3. Woche: 10 bis 12	1. Woche: Sun blocker ab 20 2. Woche: 15 bis 20
Typ III Helle Haut. dunkelblonde o. braune Haare	20 bis 30 Minuten	1. Woche: 12 bis 15 2. Woche: 8 bis 12 3. Woche: 8 bis 12	1. Woche: Sunblocker ab 20 2. Woche: 15
Typ IV leicht braun getönte Haut, dunkle Haare, dunkle Augen	45 bis 60 Minuten	1. Woche: 8 bis 10 2. Woche: 6 bis 8 3. Woche: 4 bis 6	1. Woche: 15 bis 20 2. Woche: 10 bis 12

▶ *Blitz-Tip*

Wenn Sie doch mal zuviel Sonne erwischt haben, dann benutzen Sie die Sonnencreme weiterhin als Après-Pflege. Das nimmt die Hitze von der Haut und führt ihr Feuchtigkeit zu. Milchprodukte lindern den Schmerz: Tragen Sie Quark oder Buttermilch direkt aus dem Kühlschrank dick wie eine Maske auf. Große Flächen decken Sie mit einem Tuch ab.

Rauchen macht Falten

Durch das Rauchen verhärten sich die kollagenen Fasern, die elastischen Fasern leiern aus

Jeder Zug aus der Zigarette pumpt über 2000 schädliche Chemikalien in den Körper – von der Blausäure bis zum Formaldehyd. Gleichzeitig entstehen dabei etwa 100 Billionen von Freien Radikalen, die der Haut den Krieg erklären. Statt Sauerstoff gelangt Kohlenmonoxid zu den Zellen. Die Gefäße verengen sich, die Versorgung der Haut von innen ist gestört. Langfristig wird die Haut fahl und grau, sie altert deutlich schneller. Dazu kommen die anderen gesundheitlichen Schäden, die von der Erkrankung der Atemorgane bis zum Lungenkrebs reichen.

Regelmäßig entgiften

Typisch für Raucherinnen sind die kleinen Steilfältchen um den Mund herum

Wer trotzdem nicht vom blauen Dunst lassen kann, sollte sich zumindest einmal im Jahr eine einwöchige Rauchentgiftung mit Sauerstoffanwendungen in einem entsprechenden Regenerations- oder Kurzentrum (Adressen beim Hausarzt erfragen) gönnen, um die roten Blutkörperchen vom Kohlenmonoxid zu befreien. Kosmetisch ist alles nützlich, was die Haut befeuchtet und die Durchblutung fördert, wie anregende Masken (Seite 23), Lymphdrainage (Seite 59) und Druckpunktmassagen (Seite 42).

Blitz-Tip

Für schnelle Frische sorgt ein Collagen-Vlies: Legen Sie es 15 Minuten aufs gereinigte Gesicht. Das kräftigt und belebt den Teint.

Kein Streß mit dem Streß

Streß wirkt sich negativ auf das Immunsystem aus und unterstützt so die Bildung Freier Radikaler. Es kann zu organischen Reaktionen kommen wie etwa Magen-Darm-Geschwüren, aber auch die Haut reagiert auf Streß. Er äußert sich in gestörter Durchblutung und vorzeitiger Faltenbildung und ruft Irritationen der Gesichtshaut und sogar Ekzeme und Schuppenflechte hervor.

Positiver und negativer Streß

Streß ist jedoch nicht gleich Streß. Wissenschaftler unterscheiden zwischen dem euphorischen, lusterzeugenden »Eu-Streß«, der uns beflügelt, und dem belastenden »Dis-Streß«: Eu-Streß erleben Sie zum Beispiel, wenn Sie sich selbst ein Ziel setzen und es unter Einsatz all Ihrer Energien auch erreichen. Sie fühlen sich in Hochstimmung, haben Erfolg und können nach der Anstrengung entspannen. Der Körper baut die angestauten Streßhormone sofort wieder ab. Stoffwechsel und Muskeltonus kehren zur Normalfunktion zurück. Im Gesicht zeigt sich das in einem positiven Ausdruck.
Anders ist es bei negativem Streßverhalten, hinter dem oft Angst steht – vor Verlust, vor Versagen. Sie fühlen sich ständig unter Druck, überfordert, unzufrieden. Notwendige Erholungspausen fehlen. Die angestauten Streßhormone »vergiften« sozusagen den Körper. Die Atmung ist unterdrückt, die Gesichtszüge sind angespannt. Bewußte Entspannung kann eine Ausleitung der Streßhormone bewirken.

Bewußt entspannen

Überprüfen Sie einmal, wie Sie mit Streß umgehen und ob Sie Ihren Dis-Streß nicht zum Teil selbst verursachen. Oft hilft es schon, wenn Sie versuchen, Ihre innere Einstellung zu korrigieren:

- Akzeptieren Sie Hektikphasen als kreatives Moment.
- Stellen Sie eine Wichtigkeitsskala auf und erledigen Sie eine Sache nach der anderen.
- Danach lassen Sie unbedingt eine Ruhepause folgen.

Auch die Streßhaut braucht Entspannung

■ Geeignete Mittel zur Entspannung für Ihr Gesicht sind Druckpunktbehandlungen wie Shiatsu (Seite 42) sowie Produkte, die die Haut ausreichend mit Feuchtigkeit versorgen und ihr frische Energie zuführen. Dazu gehören Tagescremes mit Sauerstoffgehalt oder Masken mit Aloe vera.

Lavendel beruhigt und erfrischt zugleich.

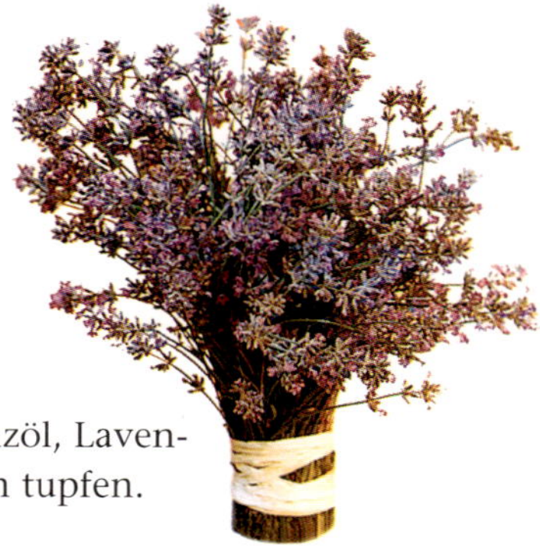

▶ *Blitz-Tip*

Einen Tropfen eines Aromaöls, speziell Pfefferminzöl, Lavendel, Ylang-Ylang oder Sandelholz, auf die Schläfen tupfen. Macht den Kopf frei und entspannt.

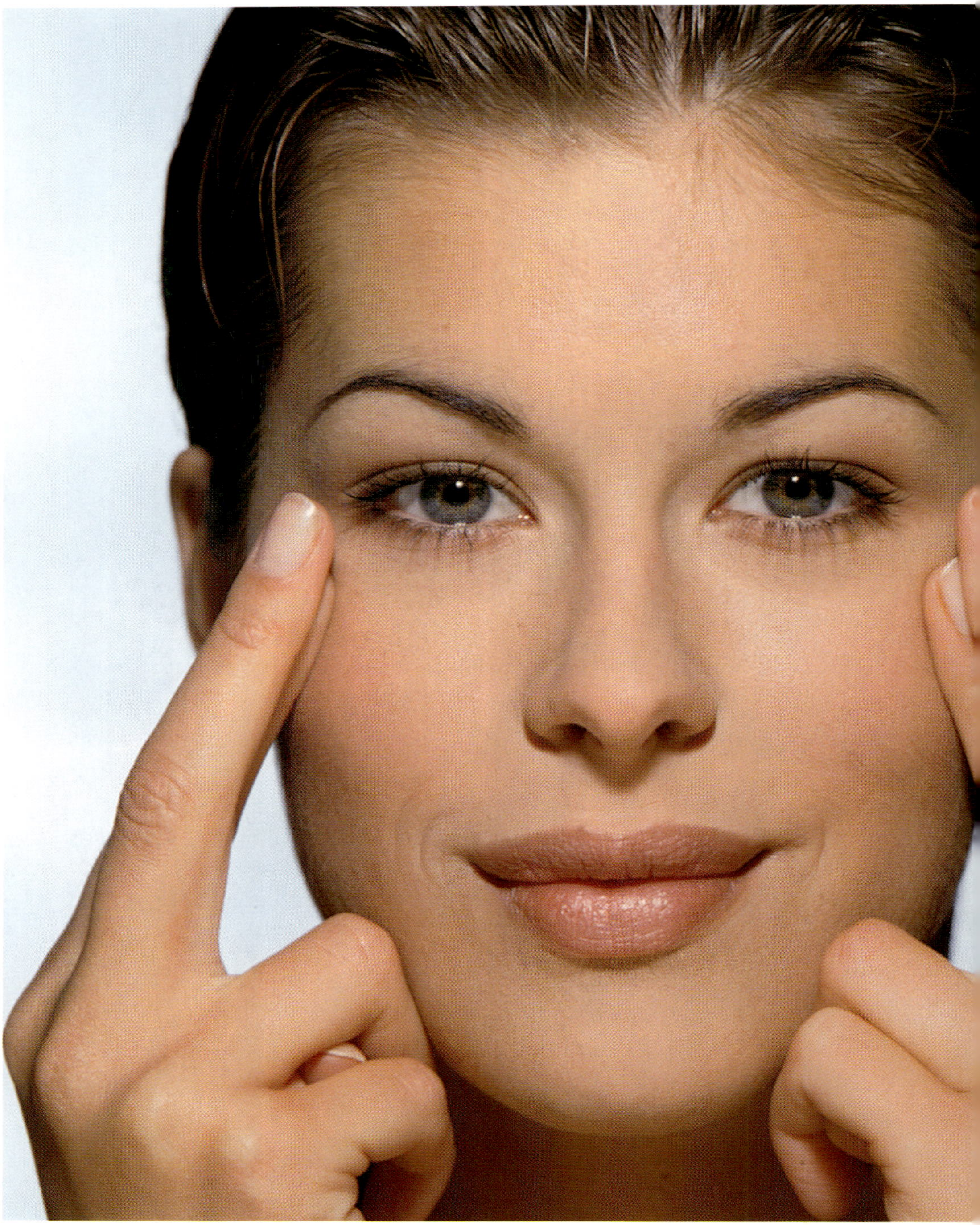

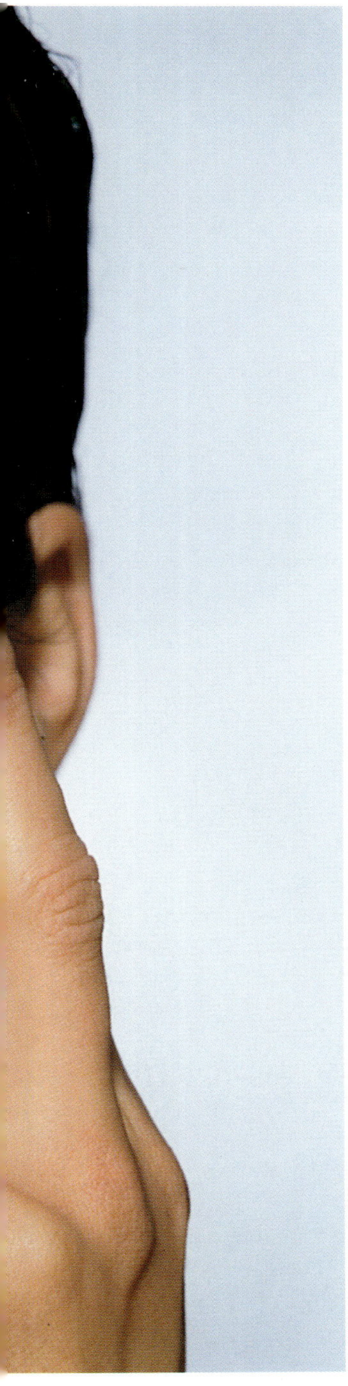

Länger jung aussehen

Schönheit ist nicht gleichzusetzen mit Jugend. Auch ein älteres Gesicht kann ausgesprochen schön sein. Dennoch wollen die meisten von uns möglichst lange jung aussehen. Das heißt: Die Haut soll faltenfrei und straff sein, der Teint ebenmäßig bleiben und Frische ausstrahlen. Keine leichte Aufgabe, wenn man bedenkt, was wir unserer Haut im Laufe unseres Lebens zumuten. Damit man ihr genau diese Strapazen nicht ansieht, braucht die Haut mehr Unterstützung, als die normale tägliche Pflege ihr geben kann. Sie werden staunen, mit wie wenig Mehraufwand Sie schon viel bewirken können. Mit ein paar Tricks lassen sich kleine Schönheitsfehler schnell beheben. Gesichtsgymnastik und Druckpunktmassage sorgen für ein straffes, junges Gesicht.

Erste Hilfe für Ihre Hautprobleme

Das hat jeder schon erlebt: Kleine Schönheitsfehler können einem bereits morgens beim ersten Blick in den Spiegel den Tag verderben. Kein Grund für schlechte Laune. Oft sind es ganz einfache Tricks, die das Problem beheben oder zumindest für andere unsichtbar machen.

Dicke Augen mögen's kalt

Geschwollene Lider, Augenringe und gerötete Augen sind meist Zeugen von zu wenig Schlaf und langen Stunden in rauchigen Räumen.

Kälte zieht die Blutgefäße zusammen

▶ Dagegen helfen Kältemasken oder -ringe, die Sie zuvor allerdings 4 bis 6 Stunden ins Gefrierfach legen müssen. Sie bleiben15 bis 20 Minuten auf den Augen.

Wenn Sie keine fertigen Kälteauflagen zur Hand haben oder extrem kälteempfindlich sind:

▶ Tränken Sie Wattepads in Kamillensud, die dann wenige Minuten im Tiefkühlfach deponiert werden.

▶ Auch recht wirksam sind Schwarztee-Kompressen: Die abgekochten, lauwarmen Teebeutel werden direkt auf die geschlossenen Augen gelegt. Die Gerbsäure im schwarzen Tee hat den Effekt, daß sich die erweiterten Blutgefäße zusammenziehen und die gestaute Lymphflüssigkeit abfließt.

Spröde Lippen brauchen Fett

Da die sehr dünne Lippenhaut kaum Talgdrüsen besitzt, die auf natürliche Weise fetten, wird sie leicht spröde und rissig.

Frost und trockene Heizungsluft lassen die Lippen rissig werden

▶ Ein Lippenbalsam mit Kampfer, Allantoin oder Pfefferminzölen (gibt es zu kaufen) macht die Lippen schnell wieder weich und geschmeidig.

▶ Zupfen Sie abstehende Hautfetzchen nicht einfach von der Lippenhaut ab, sondern massieren Sie sie sanft mit einer weichen, neuen Zahnbürste weg.

▶ Ein Super-Weichmacher für rissige Lippen ist Honig. Tragen Sie ihn dick auf und lassen ihn einige Zeit wirken.

Pickel rechtzeitig stoppen

Meist sprießt ein Pickel genau dann, wenn ein wichtiger Termin ansteht und man gut aussehen will. Ist der Pickel erst im Entstehen, sollten Sie auf keinen Fall daran herumdrücken.

- Mit einer antiseptischen Pickelcreme oder einem Spezialtupfer mit Salicylsäure läßt sich die Entzündung oft noch stoppen, und die kleine Schwellung bildet sich problemlos zurück.
- Reife Pickel mit kleiner Eiterspitze können Sie vorsichtig ausdrücken. Anschließend tupfen Sie die Stelle mit alkoholhaltigem Gesichtswasser oder Mundwasser ab.

Vor dem Auftragen des Make-ups die gerötete Stelle mit einem antiseptischen Korrekturstift abdecken

■ Wer ständig mit Pickeln und Mitessern zu tun hat, läßt die verstopften Poren am besten regelmäßig von der Kosmetikerin fachmännisch ausdrücken.

Mitessern Dampf machen

Wenn Sie zwischendurch zu Hause die Haut von Mitessern reinigen wollen, machen Sie vorher am besten ein Gesichtsdampfbad mit Lindenblüten (eine Handvoll auf ein Liter kochendes Wasser). Dadurch wird die Haut weich, und die Poren öffnen sich. Danach lassen sich die Mitesser ohne großen Druck vorsichtig herausheben. Siehe Foto.

- Nach dem Ausdrücken desinfizieren Sie die Haut mit alkoholhaltiger Lotion und cremen sie wie üblich ein. Noch besser ist es, wenn Sie eine beruhigende Maske auftragen, beispielsweise aus Heilerde.

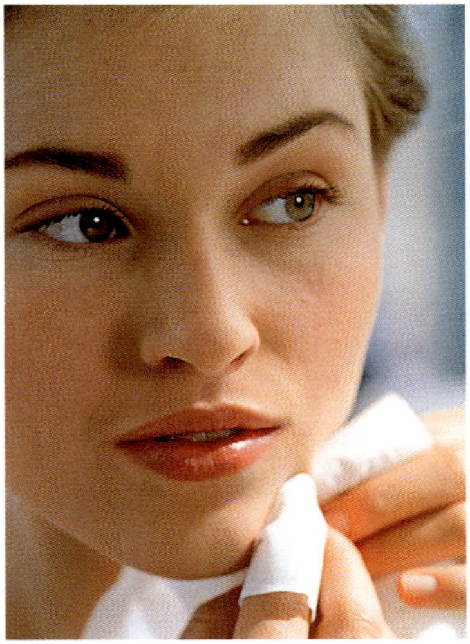

Eiterpickel und Mitesser nur mit gewaschenen Fingern und einem sauberen Papiertuch ausdrücken.

Nicht quetschen!

Quetschen Sie nicht unnötig, wenn Sie Mitesser ausdrücken, und arbeiten Sie auch nicht mit den bloßen Fingernägeln, das kann Vernarbungen geben. Häufige, stark entzündete Pickel und Akne müssen von einem Hautarzt behandelt werden!

Wenn Gesichtshärchen stören

Die unliebsamen Härchen auf der Oberlippe sind vielen dunkelhaarigen Frauen ein ständiges Ärgernis. Rasieren ist wenig empfehlenswert, da sich der »Nachwuchs« unangenehm borstig anfühlt. Zupfen eignet sich auch nur für vereinzelte Härchen.

Vielen lästig: dunkle Härchen im Gesicht

- Ein dunkler Oberlippenflaum läßt sich durch *Bleichen* mit zehnprozentigem Wasserstoffperoxid (aus der Apotheke) zumindest weniger auffällig machen.
- Für längere Zeit Ruhe (maximal bis zu vier Wochen) bekommen Sie mit *Kalt- oder Warmwachsstreifen*, mit denen die Haare herausgezogen werden. Damit arbeitet übrigens auch die Kosmetikerin, wenn Sie alleine nicht zurechtkommen. Am Anfang tut es ziemlich weh, doch mit der Zeit wird man weniger empfindlich.
- Es gibt auch spezielle *Enthaarungscremes*, durch die die Härchen unter der Hautoberfläche aufgelöst werden. Die Behandlung hält für etwa eine Woche. Prüfen Sie jedoch vorher in der Ellenbeuge (über Nacht!), ob Sie das Produkt vertragen!

Dauerhaft entfernen mit Laser oder Nadel

Dauerhaft entfernen läßt sich störende Behaarung im Gesicht nur vom Fachmann. Ärzte verwenden dazu ein laserähnliches Gerät, das die Haarwurzel mit einem »Lichtblitz« zerstört.
Die Kosmetikerin arbeitet mit der sogenannten Diathermie-Nadel: In den Haarkanal eingeführt, leitet sie schwache Stromstöße zur Haarwurzel, um sie zu zerstören. Die Prozedur ist nicht nur schmerzhaft, sondern auch langwierig. Häufig sind mehrere Wiederholungen nötig, wenn die Wurzel nicht beim erstenmal sicher getroffen wurde.
Durch einen Bluttest können Sie auch erfahren, ob nicht Hormonstörungen die Ursache für den unerwünschten Haarwuchs sind.

Grün gegen rote Äderchen

Erweiterte Äderchen – auch Couperose genannt – schimmern hauptsächlich durch die Haut von Wangen und Nase. Medizinisch gesehen ist diese oftmals vererbte Veranlagung unbedenklich. Es handelt sich um ein rein ästhetisches Problem. Zur Pflege gibt es spezielle Cremes, die gefäßverengend und schützend wirken und zugleich die gerötete Haut etwas kaschieren.

▶ Um die geröteten Hautpartien unsichtbar zu machen, können Sie sie mit einer *grünen Grundierung* abdecken. Sie wird vor dem normalen Make-up mit den Fingern sparsam auf die betroffenen Stellen getupft.

▶ Einzelne sichtbare Äderchen, die für immer verschwinden sollen, kann man mit *Strom* veröden lassen. Eine ausgeprägte Couperose veröden Hautärzte mit *Laser- oder Lichttechnologie*.

Die Neigung zu roten Äderchen bleibt bestehen

■ Rote Äderchen können sich immer wieder neu bilden. Gefördert werden sie beispielsweise durch starke Hitzeeinwirkung, wie sie beim Sonnen und in der Sauna auftritt.

Blasser Teint liebt kühlen Guß

Eine ständig fahle Gesichtshaut ist auf mangelnde Durchblutung zurückzuführen. Für bessere Durchblutung sorgt ein kühler Gesichtsguß unter der Dusche. Das kostet zwar anfangs Überwindung, beschert aber im Nu einen rosig-frischen Teint. Damit die feinen Blutgefäße besser trainiert werden, sollten Sie diese »Wasserkur« regelmäßig durchführen.

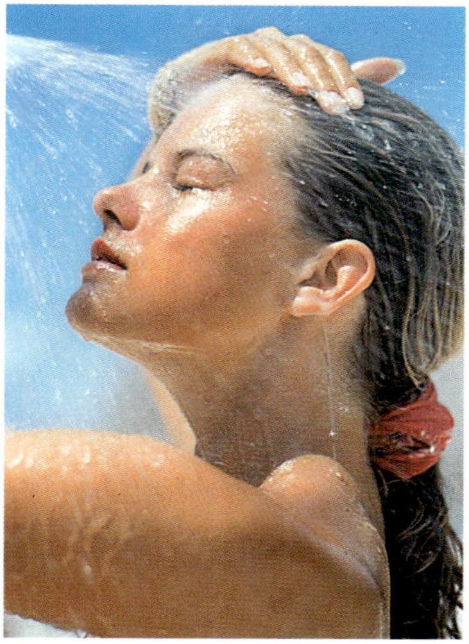

Beginnen Sie an der rechten Schläfe mit einem nicht zu starken Wasserstrahl. Umkreisen Sie dann das Gesicht mehrere Male.

- Muntermacher für einen blassen Teint sind außerdem viel Bewegung an frischer Luft und regelmäßige Saunabesuche. Der Wechsel von heiß und kalt regt die Durchblutung besonders stark an.
- Sehr effektiv sind auch sogenannte »Therma-Modellagen«, Wärmemasken, wie sie von Kosmetikerinnen angewendet werden. Sie erzeugen einen Wärmestau auf der Haut, der ins Bindegewebe hinein wirkt.

Bitte beachten Sie

Vorsicht bei erweiterten Äderchen: Der Kälteschock könnte das Problem verschlimmern. Vergessen Sie nicht, die Haut hinterher gut einzucremen.

Hektische Flecken wegatmen

Rote Flecken am Hals werden meist durch zuviel Hektik und inneren Druck ausgelöst. *Relaxen*, Entspannen und Loslassen, heißt das Zauberwort. Oft nützt es schon, einige Male tief durchzuatmen. Auf Dauer ist es jedoch sinnvoll, sich mit Autogenem Training oder anderen Anti-Streß-Therapien zu beschäftigen, um Streßphasen besser zu meistern.

Tief in den Bauch hineinatmen und durch den Mund wieder aus

► Als »Erste Hilfe« können Sie kalte Kompressen verwenden: Tauchen Sie ein kleines Handtuch in eiskaltes Wasser, wringen Sie es kräftig aus und drücken es fest auf den Hals. Das Ganze sollten Sie 4- bis 5mal wiederholen. Durch die überraschende Kälte ziehen sich die Blutgefäße zusammen.

Sommersprossen – bloß keine Sonne

Die braunen Sprenkel auf der Haut sind das Erbe keltischer Vorfahren.

● Wer übermäßig viele Sommersprossen hat, genießt die Sonne am besten nur mit hohem Lichtschutz (Seite 29). Etwas braun werden können Sie mit Selbstbräuner. Damit erscheint der Teint zugleich optisch ebenmäßiger.

● Wer seine braunen Sprenkel absolut nicht leiden mag, kann versuchen, sie zu bleichen. Neue Bleichmittel sind hautverträglicher als ihre Vorgänger. Der Nachteil: Die Haut wird empfindlicher gegenüber UV-Bestrahlung, da ihr natürlicher Sonnenschutz noch weiter reduziert wurde. Drei bis vier Wochen nach der Behandlung kommt das ursprüngliche Hautbild wieder zum Vorschein.

■ Dauerhaft entfernen lassen sich Sommersprossen mit der schmerzarmen Lichttechnologie des Photo-Derm PL.

Sommersprossen sind heute längst kein Makel mehr, sondern ein Markenzeichen. Viele Models haben sie.

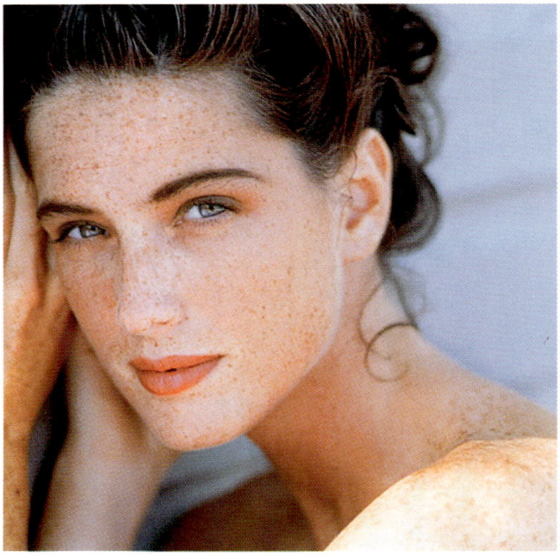

Gymnastik und Massagen fürs Gesicht

Schönmacher, die sich ohne großen Aufwand in das tägliche Pflegeprogramm einbauen lassen

Irgendwann steckt Ihre Haut kleine Sünden wie nachlässige Pflege oder zu wenig Schlaf nicht mehr so einfach weg wie früher. Erste Fältchen zeigen und behaupten sich hartnäckig. Den biologischen Prozeß des Älterwerdens können Sie zwar nicht aufhalten, Sie können jedoch etwas dagegen tun, daß die Haut frühzeitig altert. Mit Gesichtsgymnastik und Massagen können Sie die Haut länger frisch und glatt erhalten.

Das Gesicht turnen lassen

Warum sollen wir unserem Gesicht vorenthalten, was wir ganz selbstverständlich für einen straffen Körper tun: das Muskeltraining. Allein 57 Muskeln sind für unser Mienenspiel verantwortlich. Mimikmuskeln wirken direkt auf den Ausdruck des Gesichts. Sie sind in die Lederhaut (Seite 9) eingebettet, liegen also gleich unter der Oberfläche.

- Werden diese Muskeln gleichmäßig beansprucht, sind sie straff und gut durchblutet. Der Teint sieht dann rosig-frisch und lebendig aus.
- »Faule« Muskeln degenerieren. Die Folge sind erschlaffte Gesichtszüge.
- Eine ständige Überbeanspruchung bestimmter Muskelpartien dagegen zeigt sich in harten Linien und tiefen Falten.

Gesichtsgymnastik regt den Hautstoffwechsel an, läßt den Teint frischer aussehen und hält die Konturen länger straff.

So üben Sie richtig

Sie sollten täglich etwa 10 Minuten Gesichts-Bodybuilding einplanen.

Wichtig ist: regelmäßig üben!

- Anfangs ist es sinnvoll, die Übungen im Spiegel zu kontrollieren. Später können Sie auf einen anderen Exerzierplatz ausweichen – am Computer, beim Kochen, in der Waschanlage.
- Die Anspannungsphase sollte 10 Sekunden anhalten. Anschließend ist es wichtig, daß die Gesichtszüge genauso lange ausruhen.
- Wiederholen Sie die Übung 3- bis 5mal und steigern Sie langsam jede Woche.

Gymnastik und Massagen fürs Gesicht

Strafft Hals und Doppelkinn

Mit dieser Übung glätten Sie Falten am Hals und beleben müde Haut.

▶ Sitzen Sie gerade und strecken Sie das Kinn nach oben. Lassen Sie den Mund geschlossen, und lächeln Sie lediglich mit der Oberlippe. Gleichzeitig legen Sie eine Hand an den Halsansatz und ziehen die Haut sanft nach unten. Den Kopf neigen Sie so weit zurück, bis Sie einen deutlichen Zug von den Halsmuskeln zum Kinn verspüren **(1)**.

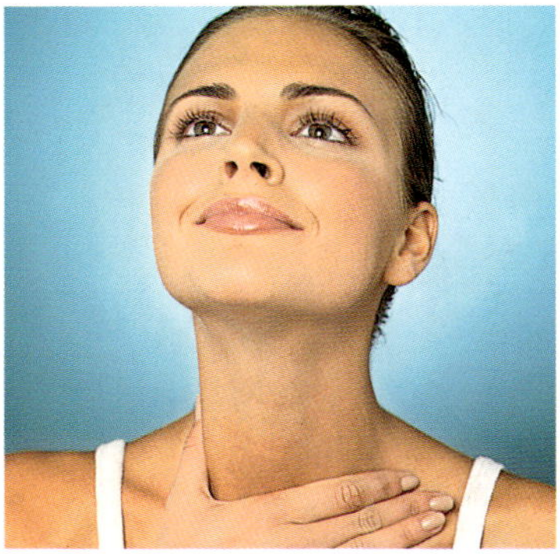

Mit der Oberlippe lächeln, den Hals straffen (1)

Der zweite Teil der Übung richtet sich gegen das Doppelkinn:

▶ Beim Einatmen recken Sie den Hals lang nach oben und schieben das Kinn gleichzeitig nach hinten. Nach 3 Sekunden wieder lockerlassen und dabei langsam ausatmen.

Trainiert den Mund

Das Lippen-Alphabet hebt »traurige« Mundwinkel und mildert die Lippenfältchen:

▶ Sprechen Sie die Vokale A, E, I, O, U übertrieben deutlich aus. Dabei spüren Sie einen Zug in der Muskulatur. Und das ist gut so. »Ziehen« Sie jeden Buchstaben so lange, wie Ihr Atem reicht.

Glättet die Nasolabialfalte

Das strafft die Falten zwischen Mundwinkel und Nasenflügel:

▶ Für diese Übung öffnen Sie den Mund zu einem langen O. Versuchen Sie nun gleichzeitig die Nase nach oben zu ziehen, während die Oberlippe in die entgegengesetzte Richtung zieht. Wenn Sie alles richtig gemacht haben, spüren Sie den Zug entlang der Nase **(2)**.

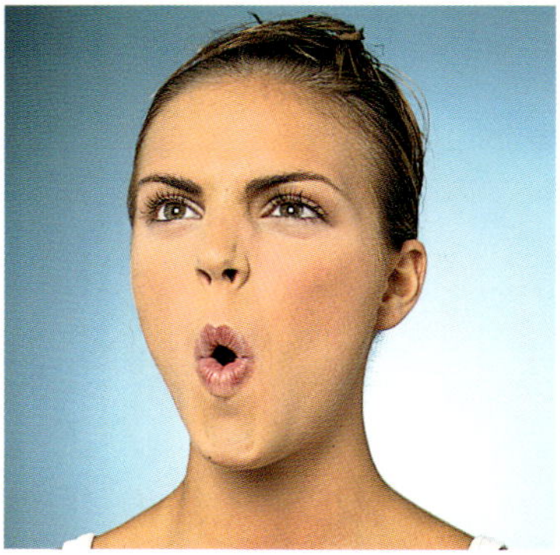

Die Nase zieht nach oben, die Oberlippe nach unten (2)

Lifting für die Stirn

▶ Legen Sie die Zeigefinger jeweils parallel zu den Augenbrauen auf die Stirn. Die Finger ziehen nach unten, die Brauen gegen den Widerstand nach oben. 10 Sekunden halten.

● Nach einer kurzen Pause die Übung 10mal wiederholen.

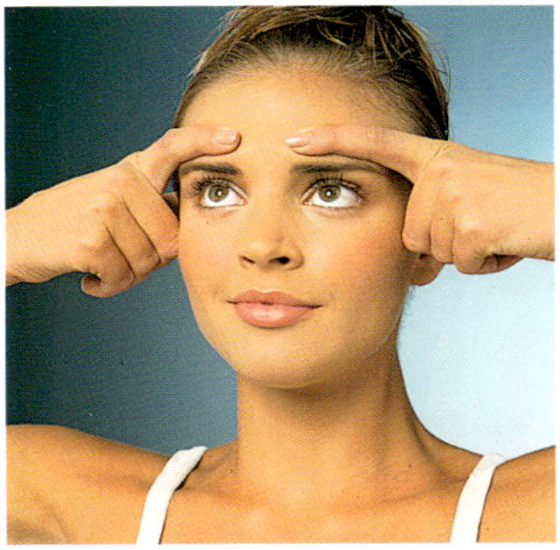

Zum Schluß die Position halten, bis 20 zählen, dann entspannen (3)

● Halten Sie die Position und ziehen dabei die Augenbrauen in kurzen, kleinen Bewegungen nach oben, bis Sie ein extremes Spannungsgefühl haben (3).

Festigt die Wangen

▶ Holen Sie tief Luft und blähen Sie die Wangen richtig dick auf.

● Dann ballen Sie die Hände zu Fäusten und üben mit der Fingerseite leichten Druck auf die »aufgeblasene« Wangenpartie aus (4).

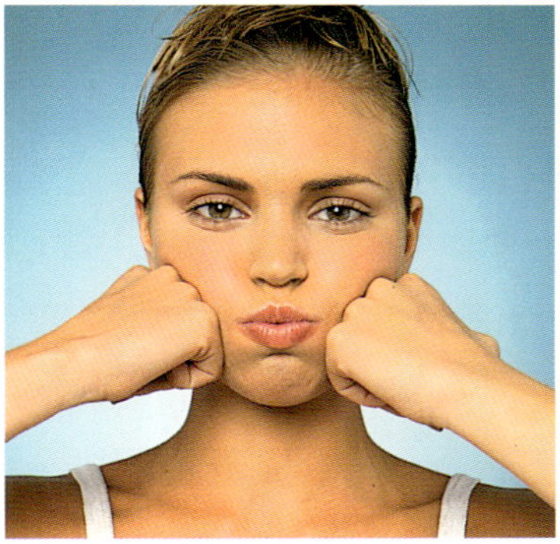

Die Finger drücken auf die aufgeblasenen Backen (4)

● Atmen Sie aus, entspannen und beginnen Sie von vorne.

Vertreibt Tränensäcke

▶ Mit den Fingern Halbkreise um die Augen bilden, die Zeigefinger liegen oberhalb der Augenbrauen, die Daumen unter den Augen in Höhe der Wangenknochen – wie bei einem Fernglas!

● Jetzt die Daumen leicht nach untenziehen und blinzeln (5).

● Kurz ausruhen, wiederholen.

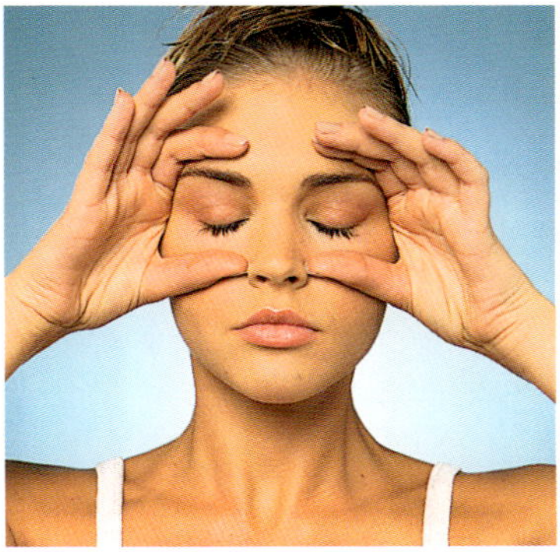

Mit den Daumen nach unten ziehen und kräftig blinzeln (5)

Shiatsu – der sanfte Druck

Die innere Harmonie zeigt sich auch in schöner Haut

Sie können diese wirkungsvolle japanische Fingerdruckmassage ohne großen Zeitaufwand zu Hause durchführen. Das Gesichts-Lifting per Fingerdruck läßt sich sogar mit dem täglichen Eincremen verbinden. Wenn Sie sie regelmäßig anwenden, können Sie das Hautbild um ein bis fünf Jahre »verjüngen« und gleichzeitig Fältchen vorbeugen.

Körper und Seele im Gleichgewicht

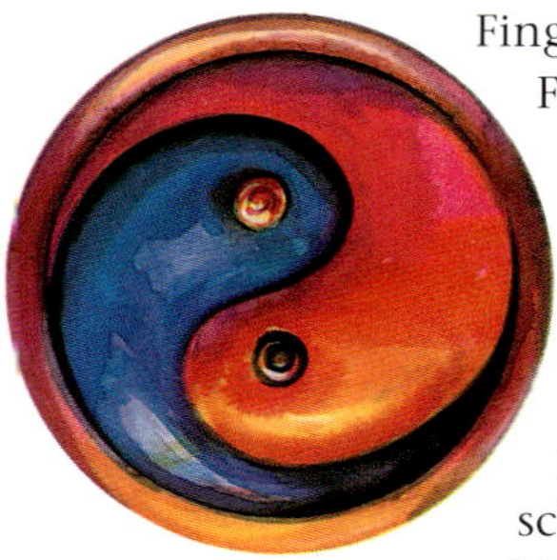

Shiatsu heißt im Japanischen Fingerdruck (»shi« = Finger, »atsu« = Druck) und ist verwandt mit der chinesischen Akupressur. Beide Methoden basieren auf der asiatischen Lehre von Yin und Yang. Ihr zufolge sollten sich beide Energieströme im absoluten Gleichgewicht befinden, damit Leib und Seele gesund sind, und die Lebensenergie fließen kann. Die Shiatsu-Lehre kennt 32 festgelegte Bahnen, die den gesamten Körper durchziehen. Auf diesen Bahnen liegen 350 Druckpunkte, *Tsubos*. Jeder einzelne steht mit einem bestimmten Organ oder einer Körperfunktion in Verbindung. Drückt man den richtigen Tsubo auf der Haut, werden die Energieströme ausgeglichen.

Fünf Griffe für die Schönheit

Wichtig ist: Massieren Sie immer beide Gesichtshälften gleichzeitig

Der Druck sollte nicht schmerzen, aber deutlich zu spüren sein. Jeder Punkt wird 3 Sekunden lang gedrückt – direkt (1) oder mit leichten Schaukelbewegungen (2). Dann folgt eine kurze Pause und die Übung wird noch 1mal wiederholt. Zur besseren Durchblutung klopfen Sie zu Beginn der Massage das gesamte Gesicht mit allen zehn Fingerkuppen sanft ab. Anschließend kneten Sie die Wangen behutsam zwischen Daumen und Zeigefinger.

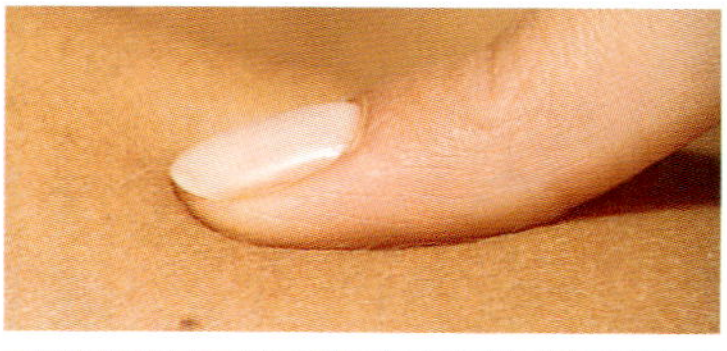

Direkt auf den Punkt drücken (1).

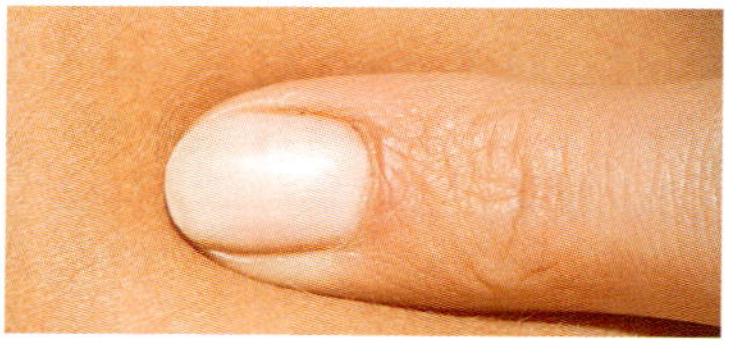

Direkt drücken, dabei leicht hin und her schaukeln (2).

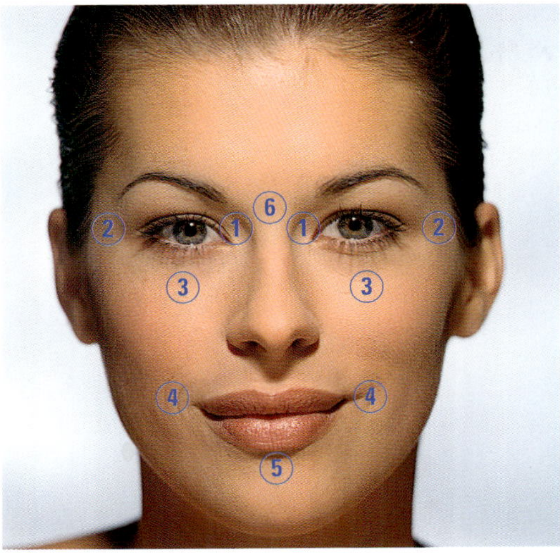

Die wichtigen Druckpunkte für Augen (1, 2, 3), Stirn (6) und die Mundpartie (4, 5).

Für strahlende Augen

▶ Drücken Sie die inneren Augenwinkel (1). Dann streichen Sie um das Auge herum und kehren zum Anfangspunkt zurück. Zum Schluß pressen Sie leicht gegen die Schläfen (2).

▶ Bei geschwollenen Augen: Aktivieren Sie zusätzlich die Druckpunkte etwa 2 Fingerbreit unter der Augenmitte (3).

Gegen Fältchen am Mund

▶ Pressen Sie die Punkte 2 Fingerbreit rechts und links von den Mundwinkeln (4).

▶ Dann drücken Sie die Mitte unter den Lippen (5) und streichen die Haut behutsam zu den Mundwinkeln hoch.

Bei angespannter Stirn

▶ Setzen Sie die Fingerspitzen auf der Nasenwurzel an (6). Von dort massieren Sie zart über die Stirn: nach oben, am Haaransatz entlang bis zu den Schläfen (2). Dort einen kurzen, leichten Druck ausüben, loslassen und wiederholen.

Für Kinn und Hals

▶ Beginnen Sie in der Mulde an der hinteren Kante des Kieferknochens. Drücken Sie 4 Punkte entlang der unteren Gesichtskontur (7, 7a, 7b, 7c).

▶ Anschließend beginnen Sie hinter dem Kieferknochen und arbeiten sich am Hals nach unten vor (8, 8a, 8b, 8c).

Gegen Doppelkinn und Halsfalten die Punkte 7 bis 8 drücken.

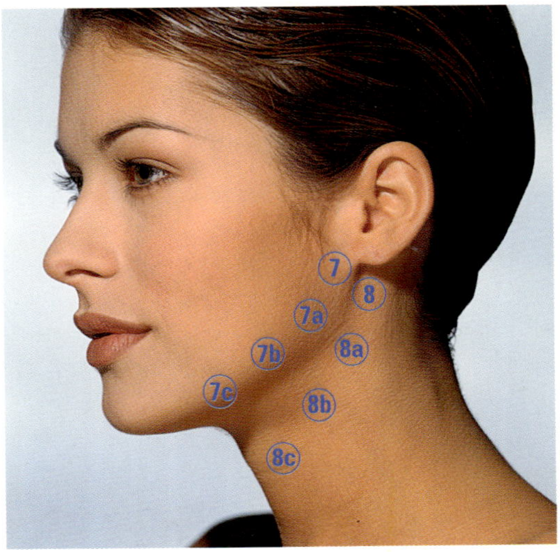

Massagegeräte: Fältchen »wegrollern«

Für straffe Konturen und rosigen Teint

Ob Sie mit der Hand oder mit Strom massieren: Die Massage belebt die Durchblutung und den Lymphfluß. Außerdem können Pflegeprodukte intensiver wirken.

Intensiv wirken kleine Massageroller fürs Gesicht. Sie bestehen aus einem beweglichen Rädchen mit Gumminoppen oder Hunderten von abgerundeten Metallstiften, die sanft über die Haut gleiten.

Daneben gibt es elektrische Massagegeräte, die zusätzlich vibrieren und so bis in das Gewebe hinein wirken.

»Rollern« Sie mindestens 5 Minuten täglich auf der – gereinigten – Haut. Gecremt wird hinterher.

Bitte beachten Sie

Nicht geeignet sind die Roller für eine extrem empfindliche Haut, bei Akne und Neigung zu Couperose.

So massieren Sie richtig

Massiert wird in der Regel von innen nach außen und von unten nach oben.

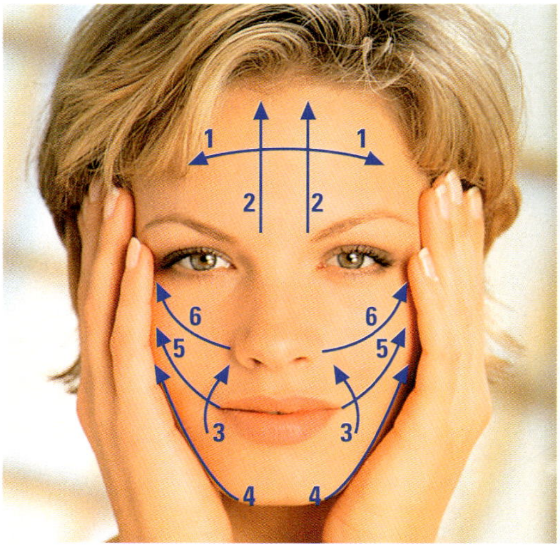

- Zuerst massieren Sie quer über die Mitte der Stirn (1), dann von den Brauen nach oben zum Haaransatz (2).
- Von den Mundwinkeln führt die Massagelinie entlang der Nasolabialfalten zu den Nasenflügeln (3).
- Die Wangen werden dreifach gerollt: Sie beginnen an der Mitte der Kinnunterseite und rollen vom Kinn bis unters Ohr (4). Dann vom Mundwinkel zur Ohrmitte (5) und von den Nasenflügeln zu den Schläfen (6).
- Zum Schluß streichen Sie mit dem Massageroller auf beiden Seiten ab der Wangenmitte nach außen. Tragen Sie danach Ihre Pflegecreme auf, die jetzt noch besser eindringt.

Massieren Sie entlang der Linien 1 bis 6 von unten nach oben und von innen nach außen.

Massieren Sie so lange, bis die Haut sanft durchblutet ist

▶ Wenn Sie mit der Hand massieren, verbinden Sie das am besten mit dem täglichen Eincremen: Folgen Sie den Massagelinien auf der Abbildung. Streichen Sie dabei sanft mit den Fingern. Die Mund-Nasen-Falten massieren Sie mit kleinen Kreisbewegungen.

Bügeln statt Liften

Aus Frankreich kommt die elektrische Massage mit einem Gerät, das wie ein handliches Reisebügeleisen aussieht. Nach 5 Minuten Aufwärmzeit in der Steckdose hat das Gesichtsbügeleisen angenehme 43 Grad Celsius erreicht. Eine eingebaute Sicherung verhindert das Überhitzen. Weil unter Wärme Pflegewirkstoffe besonders gut in die Haut eindringen können, soll immer auf dem eingecremten Gesicht »gebügelt« werden.

Bitte beachten Sie

Nicht behandelt werden sollte eine gereizte oder entzündete Haut. Vorsicht ist auch bei erweiterten Äderchen (Couperose) angebracht: Durch die Wärme könnte sich das Problem nur noch verschlimmern.

So wird »gebügelt«

▶ Mit der glatten, erwärmten Lauffläche des »Faltenbüglers« fahren Sie leicht streichend aufwärts über die Wangen (1), über Nase (2) und Stirn (3).

▶ Dann bügeln Sie waagrecht über die Stirn (4), in kreisenden Bewegungen über die Schläfen (5) und am Hals abwärts über den Nacken.

Der Augenbereich soll ausgespart werden. Nach 10 bis 15 Minuten ist die Creme völlig in die Haut eingezogen.

■ Um einen »verjüngenden« Langzeiteffekt zu erreichen, sollten Sie möglichst jeden Abend massieren: nachts ist die Haut am aktivsten (Seite 50).

Bügeln Sie entlang der Linien 1 bis 5. Das entspannt die Gesichtszüge vollkommen.

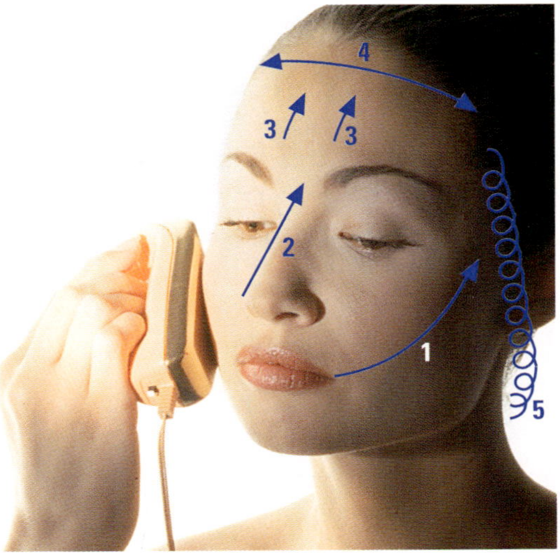

Faltenkur mit Vitamin-A-Säure

Cremes und Lotionen

Immer häufiger versuchen Frauen zu Hause eine Anti-Falten-Therapie mit Vitamin-A-Säure-haltigen Produkten auszuprobieren. Die Vitamin-A-Säure, die hier gemeint ist, ist nicht identisch mit den vergleichbar harmlosen Vitamin As, die in Anti-Falten-Kosmetik enthalten sind.
In höherer und damit auch wirksamerer Konzentration ist sie das aggressivste Anti-Falten-Programm, das man selbst durchführen kann.

Nicht ohne Arzt!

Wegen ihrer nicht geringen Nebenwirkungen benötigt man für die Behandlung genaueste Anweisungen vom Arzt. Er muß auch das Rezept ausstellen, da Vitamin-A-Säure in einer Konzentration ab 0,05 Prozent verschreibungspflichtig ist. Sie ist kein harmloses Kosmetikum, sondern ein wirkungsstarkes Arzneimittel.

Die hauterneuernde Säure, die seit mehr als zwei Jahrzehnten in der Aknetherapie eingesetzt wird, läßt nicht nur Unreinheiten verschwinden. Die ganze Gesichtshaut wird glatter und straffer, Fältchen und Runzeln werden gemildert. Offensichtlich ist die Vitamin-A-Säure in der Lage, neue Zellstrukturen aufzubauen.

Nichts für Ungeduldige

Geeignet ist die Therapie in erster Linie für eine sonnengeschädigte Haut mit kleinen Fältchen. Aber auch gegen Krähenfüße wirkt sie gut. Bei tiefen mimischen Falten dagegen kann die Vitamin-A-Säure nichts ausrichten.

- Für Ungeduldige ist die Behandlung wenig geeignet. Um das faltenfreie Ziel zu erreichen, muß man 8 bis 12 Monate einplanen. Am Anfang kann es zu schweren Hautreizungen kommen. Die Haut rötet und schuppt sich, kann anschwellen und sogar leicht aufplatzen. Diese heftige Reaktion ist erwünscht. Um so schöner wird das Ergebnis.

Die Haut reagiert heftig

- Eine Kur mit Vitamin-A-Säure sollte immer im Herbst, nie im Frühjahr oder im Sommer begonnen werden. Durch den Schälprozeß wird der Aufbau des hauteigenen Lichtschutzes geschwächt, so daß sich die Hornschicht nicht zur Lichtschwiele verdicken kann. Das bedeutet, daß die Haut wesentlich empfindlicher gegenüber UV-Strahlen ist.

Faltenfrei von innen her

Ein attraktives Äußeres und eine stabile Seelenlage sind untrennbar miteinander verbunden. Daß der Zustand der Haut wesentlich von psychischen Faktoren abhängt, ist eine Tatsache. Streß (Seite 30) ist ein Schönheitskiller, der uns sogar bis in den Schlaf verfolgt. Zu wenig Schlaf wiederum beschleunigt den Alterungsprozeß. Um das innere Gleichgewicht zu stabilisieren und zur eigenen Mitte zu finden, ist es wichtig, daß Sie zunächst einmal eines können: abschalten und entspannen.

Yoga ist eine wunderbare Methode, um jung und schön zu bleiben.

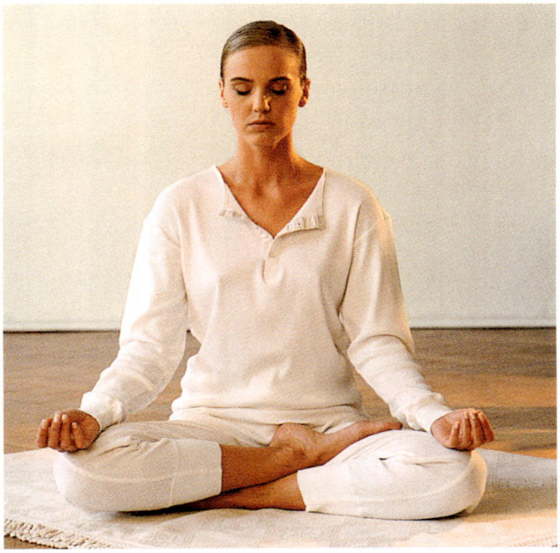

Sanftes Lifting durch Entspannen

Gelassenheit liftet. Streß, Sorgen und Ärger gehen uns dagegen unter die Haut. Wir verspannen und verkrampfen die Muskulatur. Im Gesicht graben sich »Kummerfalten« ein. Kosmetik allein hilft da nicht viel. Die Seele braucht vollkommene Entspannung! Deshalb ist es gerade in schwierigen Lebensphasen wichtig, daß man lernt, richtig abzuschalten und loszulassen. Das können Sie mit einer der altbewährten Meditations- und Entspannungstechniken, wie zum Beispiel Yoga oder Tai Chi (siehe Bücher, die weiterhelfen, Seite 92).

Entspannen »am laufenden Band«

Daneben gibt es auch entsprechende Entspannungsprogramme auf Kassette. Bei diesen Entspannungsprogrammen – die auch so genannt werden – müssen Sie einmal überhaupt nichts selbst tun, also keine

Entspannen heißt auch: die Falten »loslassen«

Faltenfrei von innen her

Übungen machen, sondern nur faul auf der Couch liegen. Auf den Kassetten sind lediglich bestimmte Tonfrequenzen beziehungsweise Musik, die entspannende Wirkung haben. Manchmal werden sie begleitet von bestimmten Formeln. Solche Leitfäden beruhen auf der Grundidee des Autogenen Trainings. Sie sollen im Unterbewußtsein noch nach der Entspannungsphase weiterwirken. Diese Kassetten gibt es zum Beispiel in Buchhandlungen in der Esoterik-Abteilung (siehe auch Bücher, die weiterhelfen, Seite 92). Sie werden aber auch von bestimmten Kosmetikherstellern in Verbindung mit Kosmetik angeboten und dann in Parfümerien verkauft.

Musik für die Schönheit

Viele Kosmetikerinnen unterstützen ihre Behandlung mit Musik

Die Auswirkung der Musik auf den Organismus ist wissenschaftlich meßbar: Die Töne gehen vom Stammhirn in die Hirnrinde und von dort direkt ans vegetative Nervensystem. Auch die Hirnströme werden von den Tonschwingungen beeinflußt. Langwellige Hirnstromfrequenzen beruhigen. Zu Hause läßt sich solch ein Psycho-Schönheits-Training gut in das tägliche Pflegeprogramm einbauen:

- Hören Sie Ihre Entspannungskassette beispielsweise abends im Bad beim Eincremen – so können Sie vom Streß des Tages loslassen. Oder bei einem Verwöhnbad. Oder wenn Sie Ihre Nägel maniküren.
- Ebenfalls wirkungsvoll ist es, wenn Sie die entsprechende Kassette gemütlich auf dem Sofa oder vor dem Einschlafen hören. Bestimmte Tonfrequenzen helfen, gestaute Energien zu lösen. Durch die tiefe körperliche Entspannung, die dabei erreicht wird, lösen sich auch die Verspannungen der Gesichtsmuskulatur.

Bauen Sie Streß ab! Innere Gelassenheit schenkt mehr Ausstrahlung und Schönheit

Extra-Kuren gegen den Streß

Wer viel um die Ohren hat, dem sieht man es auch an. Verkniffene Gesichtszüge, hektische Flecken. Um mit alltäglichen Streßfaktoren besser umgehen zu können, helfen Entspannungsübungen und zwischendurch Extra-Zeiten für Körper und Seele, die Sie besonders in Streßphasen brauchen:

Ein Beauty-Wochenende

Päppelt Körper und Seele auf. Dazu gehört, daß Sie

- viel schlafen und sich viel an der frischen Luft bewegen

- einfach faulenzen, zum Beispiel mit einem Schmöker in der Sofaecke kuscheln.

Faulenzen Sie sich schön!

- Endlich ist auch mal Zeit für eine Körpermaske:

▶ Tragen Sie Ihre Körpercreme dick auf und wickeln Sie sich in ein großes Badelaken. 20 Minuten warm zugedeckt ruhen.

Ein Schönheitsbad

▶ Lavendel beruhigt zum Beispiel gereizte Nerven: Für ein Vollbad benötigen Sie 200 Gramm getrocknete Blüten. Zuerst den Lavendel mit kochendem Wasser übergießen, 10 Minuten ziehen lassen, abseihen. Den Sud dem Badewasser (etwa 38 Grad) beigeben.

Eine Mini-Fastenkur

Das reinigt den Verdauungstrakt, entschlackt den Körper und kommt so auch der Haut zugute:

Eine gute Verdauung ist wichtig für einen glatten Teint

▶ Morgens trinken Sie auf nüchternen Magen ein Glas lauwarmes Wasser mit 40 Gramm Glaubersalz.

▶ Vor- und nachmittags gibt es 1 Tasse Kräutertee ohne Zucker, abends 1 Teller Gemüsebrühe oder $^1/_4$ Liter Obstsaft. Zwischendurch reichlich kohlensäurearmes Mineralwasser trinken.

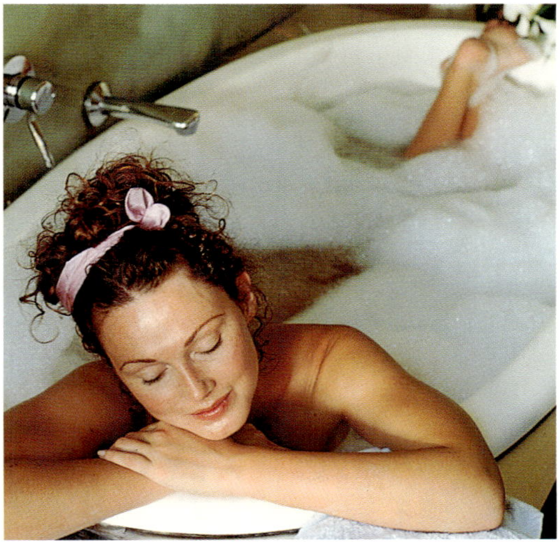

Ernährungs-Tips

Geben Sie pflegende Öle und beruhigende Kräuterzusätze in Ihr Schönheitsbad.

- Ausreichend Vitamine und Mineralstoffe: Ideale »Nervennahrung« sind die Vitamine A, E, B_1 und C. Enthalten in Hülsenfrüchten, grünem Gemüse (Brokkoli, Spinat, Mangold), Kartoffeln, Fisch sowie in Obst (Orangen, Erdbeeren, Kiwi).
- Täglich eine Extra-Portion Salat – angemacht mit einem guten Sonnenblumenöl – hat ebenfalls viel »Nervenvitamin«.
- Gut kauen, langsam, bewußt und mit Genuß essen.
- Täglich mindestens 2 Liter Mineralwasser trinken. Bei erhöhtem Blutdruck eine natriumarme Marke wählen.
- Statt Kaffee schwarzen Tee oder Kräutertee trinken.

Chrono-Kosmetik – die innere Uhr der Haut

Wer auf seine biologische Uhr hören kann, wird mit einer schöneren Haut belohnt

Die Chronobiologie (griech. »chronos« = Zeit, »bio-logos« = Lehre vom Leben), eine noch junge Wissenschaft, hat herausgefunden, daß die Haut, ebenso wie der Körper, innerhalb von 24 Stunden einen eigenen Rhythmus durchlebt. Auch die Haut hat aktive und müde Phasen. Wie diese Uhr tickt, wird von den Genen festgelegt und ist individuell verschieden. Von außen wirkt sich nur ein einziger Faktor auf diese biologische Uhr aus: Licht. Deshalb beeinflußt die Verschiebung von Tag- und Nachtrhythmen unsere Körperfunktion nachhaltig.
Bei rund 80 Prozent aller Menschen tickt die Bio-Uhr nahezu gleich, nur der Rest sind extreme Tag- und Nachttypen. Typische Frühaufsteher kommen morgens schneller in die Gänge, werden aber abends früh müde. Nachtmenschen haben dafür weniger Probleme mit Schichtarbeit oder einem »Jet lag« bei Interkontinentalflügen. Nicht jeder wird streng nach Chrono-Fahrplan leben können. Doch je öfter es klappt, um so besser. Sie werden den Unterschied merken!

Der Tages- und Nachtrhythmus Ih

Von 24 Uhr bis 5 Uhr morgens
In der zweiten Nachthälfte ist die Zellteilung besonders aktiv. Gesteuert wird sie von dem Hormon Prolaktin, das an die Tiefschlafphase gekoppelt ist. Verschiedene Pflegeprodukte haben sich dem »Nachtleben« der Haut angepaßt. Sie setzen ihre Aktivstoffe genau zu diesem Zeitpunkt frei, um die Epidermis bei ihrem Wiederaufbau zu unterstützen.

6 Uhr
Eine kalte Dusche macht um diese Uhrzeit putzmunter, die Haut reagiert mit rosiger Frische. Grund: Das Streßhormon Adrenalin verteilt sich im Körper und wirkt wie ein innerer Wecker.

7 Uhr morgens
Die Lymphe fließt nur träge, das Wasser wird in den Zellen zurückgehalten. Wer morgens öfter geschwollene Augen hat, merkt das besonders deutlich. Zeit für eine abschwellende Augencreme. Gehen Sie sonst jedoch mit Creme morgens sparsam um, da sich zwischen 6 und 7 Uhr Allergien dreimal so stark bemerkbar machen wie zwischen 21 Uhr und Mitternacht.

8 Uhr bis 9 Uhr
Die Blutgefäße verengen sich stärker. Deshalb läßt die Zigarette nach dem Frühstück die Haut noch schneller altern als sonst.

10 Uhr
Die Haut hat ihr Leistungshoch erreicht. Die Körpertemperatur ist auf ihr Tagesmaximum gestiegen. Jetzt wird die Haut optimal durchblutet.

11 Uhr bis 12 Uhr
Zeit für den Griff zur Puderdose: Die Nase glänzt, denn die Talgdrüsen arbeiten auf Hochtouren. Reizstoffe wie Alkohol wirken jetzt besonders heftig. Das kann zu Hautrötungen führen.

13 Uhr bis 14 Uhr
Blutdruck und Hormonspiegel fallen ab, deshalb fühlen wir uns müde. Die Haut neigt zu Knitterfältchen. Ein 15minütiger »Mittagsschlaf« wäre ideal, um die Gesichtszüge wieder zu entspannen.

15 Uhr
Wirkstoffe haben keine Chance, denn die Haut hat eine Ruhepause eingelegt. Sie schottet sich mit einem Schutzfilm ab, die Zellen schließen sich.

16 Uhr
Das zweite Tageshoch naht. Die Mikrozirkulation ist erhöht, das Blut vermehrt mit Sauerstoff angereichert. Der ideale Zeitpunkt für Ihre Gesichtsgymnastik (Seite 39)!

17 Uhr
Beauty-Time! Das ist der beste Zeitpunkt, um zur Kosmetikerin zu gehen. Reinigungsprodukte, Wirksubstanzen und Masken wirken jetzt am allerbesten.

18 Uhr bis 21 Uhr
Die beste Zeit für die Sauna! Die Poren öffnen sich in diesen Abendstunden leichter, Schlacken werden schneller abtransportiert. Ebenso günstig ist dieser Zeitpunkt, um die Augenbrauen zu zupfen oder die Beine zu enthaaren. Der Körper ist jetzt nicht so empfindlich gegen Schmerzen.

ab 22 Uhr
Der Körper schaltet auf Nachtruhe. Magen und Darm haben ihre Verdauungsarbeit eingestellt. Doch Speisereste können immer noch die Schleimhäute im Darmtrakt angreifen. Deshalb reagiert die Haut auf spätes Essen oft mit Pickeln und Irritationen.

Was der Mond für die Schönheit tut

Um ihn spinnen sich zahlreiche Riten und Mythen. Der Mond hatte für die Menschheit schon von jeher eine große Bedeutung. Seinen Einfluß auf die Menschen übt er – wissenschaftlichen Erkenntnissen zufolge – durch elektromagnetische Wellen aus.

Den Mond für die Schönheit nutzen

Früher lebten die Menschen – vor allem auf dem Land – noch im Einklang mit den Mondphasen. Sie säten, ernteten, ernährten und pflegten sich nach dem Mondkalender. Heute besinnen sich immer mehr Heilpraktiker und Ärzte wieder auf den Zusammenhang, der zwischen den Mondrhythmen und der Gesundheit und dem Seelenleben der Menschen besteht.

Schlafen Sie sich schön!

Der Schlaf ist das beste aller Schönheitsmittel. Wer ständig zu wenig davon bekommt oder unter Schlafstörungen leidet, beschleunigt den Alterungsprozeß der Haut. Gerade die Phase des Tiefschlafs ist für die Schönheit besonders wichtig. Wie der gesamte Organismus braucht auch die Haut als unser größtes Organ eine Erholungspause. In dieser Phase glätten sich die Züge, die Poren erweitern sich. Die Haut atmet »tief durch«.

Unter zuwenig Schlaf leidet auch die Haut

Die Zellen tanken neue Energie und setzen ihren Reparaturmechanismus in Gang.
Wieviel Schlaf jemand braucht, ist individuell verschieden. Doch das Schlafpensum, das Ihnen Ihre innere Uhr vorgibt,

Der Mondzyklus für die Schönheit

Zunehmender Mond	Vollmond	Abnehmender Mond	Neumond
Gesichtsmasken	Enthaaren tut weniger weh	Rasierte Härchen wachsen langsamer nach	Fastentag einlegen
Mit Ampullenkuren beginnen	Kräuter haben starke Kraft	Lymphdrainagen wirken effektiver	Nägel schneiden, dann wachsen sie langsamer
Anti-Falten-Behandlungen und regenerierende Massagen	Ideal für hautstraffende Therapien	Termin vereinbaren für Pickelbehandlung	Haare schneiden, damit sie fülliger werden

können Sie mit einfachen Maßnahmen »schönheitswirksam« ausnutzen:

Kohlenhydrate zum Abendessen

vertiefen den Schlaf, während überwiegend Eiweiß und Vitamine eher munter machen. Essen Sie abends kein Steak, keinen Salat und kein Obst mehr, sondern Kartoffeln, Nudeln oder Reis und gedünstetes Gemüse. Nach 21 Uhr ist es besser, nichts mehr zu essen, um den Organismus nicht mehr zu belasten. Nikotin und Koffein wirken wie ein Aufputschmittel: abends meiden!

Abends nur noch leicht verdauliche Kost

Sport am späten Nachmittag

Adrenalin, das sogenannte Streßhormon, wird bei psychischer Belastung vom Organismus vermehrt produziert. Ein hoher Adrenalinspiegel läßt Sie nicht nur schlechter einschlafen, er stört auch die Tiefschlafphasen. Am leichtesten können Sie Streßhormone durch Bewegung abbauen. Der geeignete Zeitpunkt für Ihren »Abendsport« ist der späte Nachmittag. Denn erst einige Stunden danach stellt sich jene Müdigkeit ein, die einen besonders

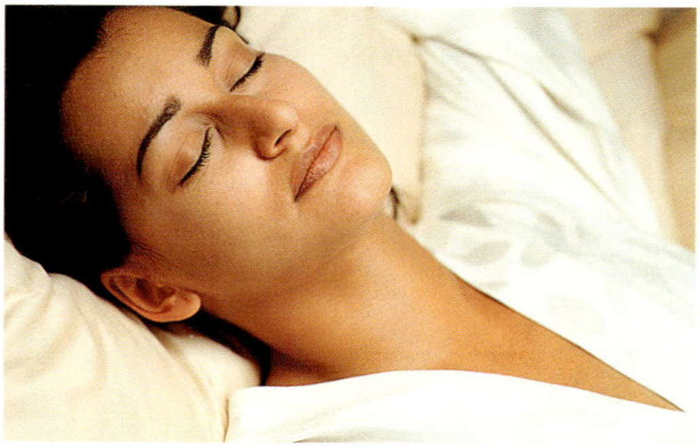

tiefen und erholsamen Schlaf bewirkt. Wählen Sie die Form der Bewegung, die Ihnen am meisten zusagt. Dem einen genügt zügiges Spazierengehen, während der andere sich beim Squash auspowern muß, um sich wohl zu fühlen. In erster Linie muß es Spaß machen. Nur dann kann auch der Kopf abschalten.

Die beste Schlafhaltung für die Schönheit ist die Rückenlage. Es gibt auch speziell ausgeformte Schlafkissen (in Orthopädiegeschäften).

Die richtige Schlafatmosphäre

Störende Geräusche können ebenso wie zuviel Licht oder totale Finsternis am Einschlafen hindern. Auch die Temperatur spielt eine Rolle:
Die empfohlene Raumtemperatur liegt bei maximal 20 Grad. Ist es zu kalt, muß der Organismus die ganze Nacht aktiv sein, um warm zu bleiben. Ist es zu warm, muß er sich »runterkühlen«. Dadurch kommt er nicht zur Ruhe.

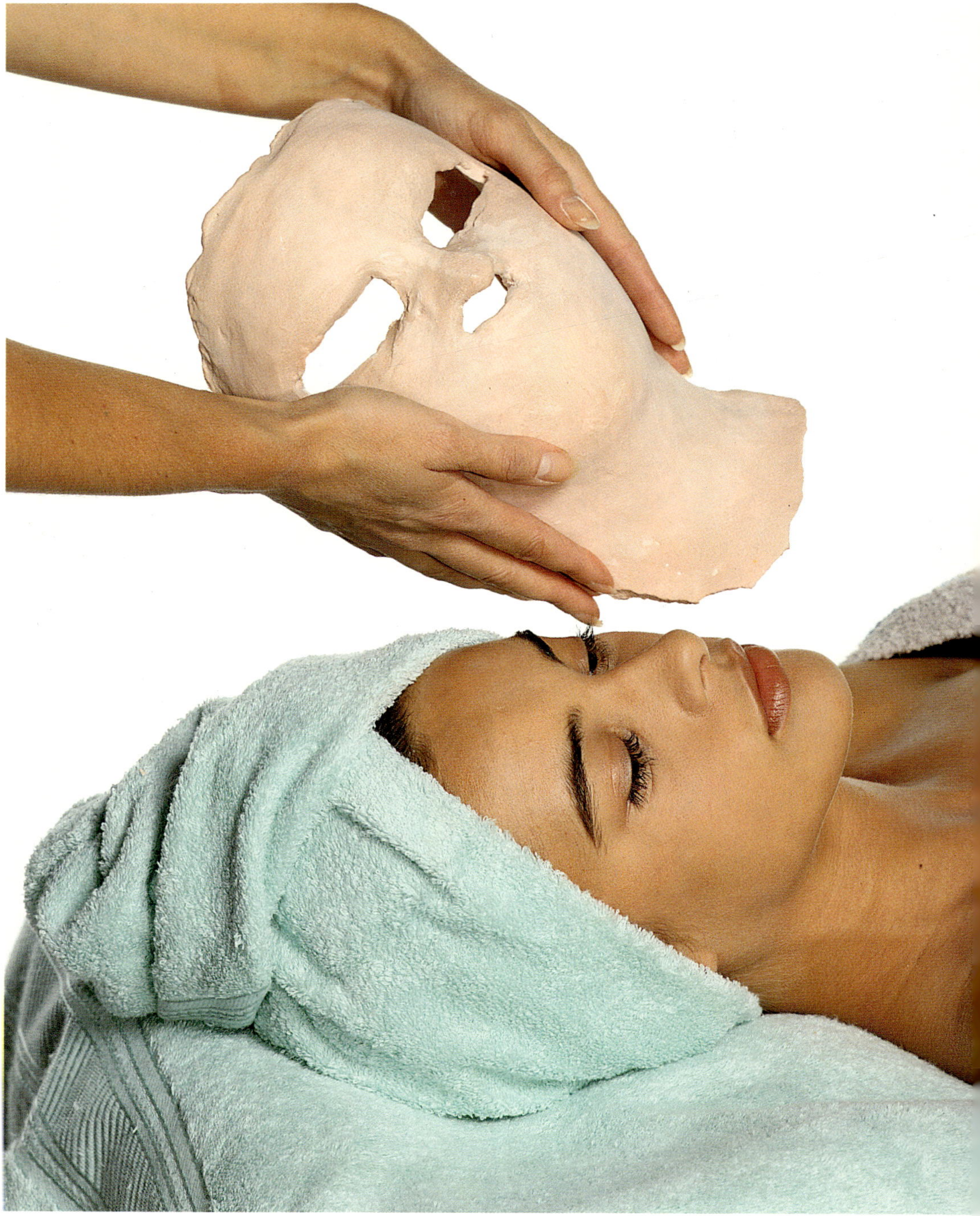

Lifting im Kosmetikstudio

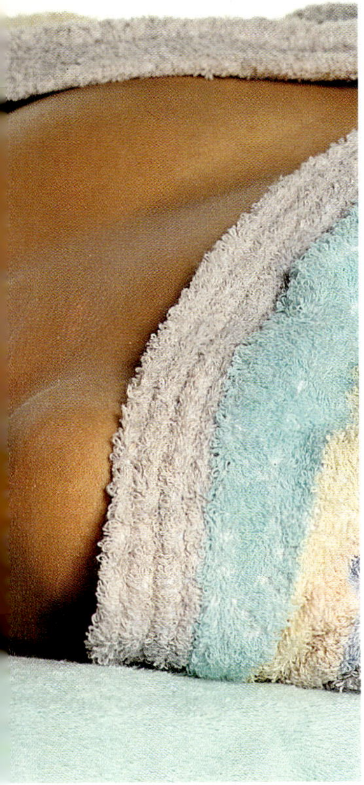

Haben Sie Lust, ab und zu etwas mehr für Ihre Schönheit zu tun, als es zu Hause möglich ist? Die Kosmetikerin bietet außer einer gründlichen Hautreinigung und den Standardprogrammen zur Gesichtspflege eine ganze Reihe von Spezialtherapien für einen makellosen Teint und gegen Falten an. Dazu kommt, daß ein Kosmetiktermin einen doppelten Effekt hat: Nicht nur die Haut profitiert davon, auch die Seele wird »geliftet«. Sie können abschalten und einmal nur an sich denken. Wie gut so eine Blitzkur tut, wird man Ihnen ansehen!

Wohltat für Gesicht und Seele

Wichtig ist, daß Sie eine Kosmetikerin finden, bei der Sie sich rundum gut aufgehoben fühlen

Natürlich möchten Sie in einem Kosmetikinstitut in erster Linie etwas für Ihre Schönheit tun. Aber es sollte gleichzeitig auch eine Oase der Entspannung für Körper und Seele sein.

Eine gute Kosmetikerin finden

Die besten Adressen bekommen Sie meist von Freundinnen oder Kolleginnen. Weiterhelfen können auch Kosmetikschulen oder das Branchenbuch (»Gelbe Seiten«). Aber sie vermitteln nur Adressen. Sie können das Kosmetikinstitut jedoch vorher testen:

- Vereinbaren Sie einen unverbindlichen Beratungstermin.
- Werfen Sie dabei auch einen Blick in den Behandlungsraum, um zu sehen, ob er hygienisch einwandfrei ist.
- Eine gute Kosmetikerin sollte mindestens zwei Produktlinien im Programm haben – für jeden Hauttyp das Richtige.
- Erkundigen Sie sich, welche apparativen Techniken (ab Seite 62) sie einsetzt.

Das Standardprogramm

Gründliche Hilfe für Hautprobleme

- Jede Kosmetikbehandlung beginnt mit einer *Tiefenreinigung:* Dazu gehören ein spezielles Gesichtsdampfbad (»Vapazon«), das die Hornschicht der Haut erweicht, das Entfernen der Mitesser und ein Peeling.
- Den Höhepunkt bildet die *Gesichtsmassage.*
- Als Abschluß jeder Grundbehandlung wird eine auf den Hauttyp abgestimmte *Maske* aufgetragen. Im Preis inbegriffen ist auf Wunsch auch ein leichtes Tages-Make-up sowie das Auszupfen überflüssiger Härchen an den Augenbrauen.

Kosten: ab DM 80

Teure Wirkstoffampullen oder Spezialmasken müssen Sie immer extra bezahlen.

Regelmäßige Besuche im Beauty-Salon – einmal pro Monat – empfehlen sich bei einer fettig-unreinen Haut. Die Kosmetikerin entfernt Unreinheiten, Mitesser und Grießkörner fachgerecht. Sie hat die nötigen Instrumente und arbeitet absolut hygienisch.

Spezielle Masken und Massagen

Zum Abschluß einer Standardbehandlung wendet die Kosmetikerin häufig besondere Masken an, die um ein Vielfaches wirksamer sind als die Produkte, die Sie selbst zu Hause auftragen. Auch die Spezialmassagen sind wesentlich intensiver und verbessern nachhaltig Ihr Hautbild.

Erfahrung und Können zählen!

Spezielle Behandlungen, die alleine mit der Hand durchgeführt werden, verlangen von der Kosmetikerin viel Fingerspitzengefühl, große Erfahrung und als Basis eine Spezialausbildung in der entsprechenden Methode. Bei Tiefenschälkuren wird beispielsweise nicht gerade mit harmlosen Substanzen gearbeitet. Auch bei Techniken, die einen nachhaltigen Effekt auf das Aussehen haben, wie beispielsweise ein Permanent Make-up, ist Vorsicht geboten. Vergewissern Sie sich, wie lange und häufig Ihre Kosmetikerin oder Visagistin schon mit der entsprechenden Methode arbeitet. Viele können auch »Beweise« anhand von Fotos vorlegen oder Kundinnen benennen, die sie bereits behandelt haben. So können Sie sich direkte Informationen holen!

Blitzerfolge durch Intensivmasken

Durch spezielle Trägersubstanzen, wie beispielsweise Wärme-Modellagen oder ein gefriergetrocknetes Vlies, gelangen die Wirkstoffe des Maskenpräparats tief in die Haut.

Masken beruhen auf dem Prinzip des Wärmestaus, der bis ins Bindegewebe reicht

Modellagen oder Thermo-Masken

Die Kosmetikerin verteilt eine Masse aus Mineralsalzen auf Gesicht, Hals und Dekolleté.

So wirken Wärmemasken

In Verbindung mit Wasser entwickeln die Mineralsalze auf der Haut Wärme bis zu 42 Grad Celsius. Dadurch werden Durchblutung und Stoffwechsel gesteigert. Die Wirkstoffe können leichter und tiefer eindringen.

▶ Nach etwa 20 Minuten ist die Temperatur wieder gesunken, und die Maske kann wie ein Gipsabdruck vom Gesicht gelöst werden.

Kosten: etwa DM 79

Spezielle Masken und Massagen

Ganz- oder Teilmasken sind aus unterschiedlichen Wirkstoffen zusammengesetzt.

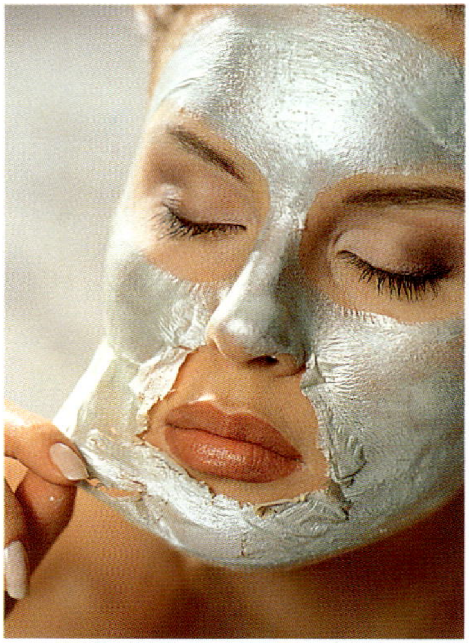

Vlies-Masken

Man behandelt damit das ganze Gesicht oder einzelne Problemzonen: Halspartie, Doppelkinn, die Region unter den Augen und um den Mund sowie den Stirnbereich.
Als Wirkstoffe dienen häufig Extrakte aus Tierembrionen, feuchtigkeitsspendende Hyaluronsäure, pflanzliche Substanzen und Aminosäuren.

Vliese haben einen straffenden Effekt

So wirken Vliese

Je nach Produkt wird die wirkstoffgeladene, dünne Gaze mit der Pinzette aus einem luftdicht verschlossenen Alubeutel entnommen und auf die Haut gelegt, anschließend vorsichtig anmassiert, bis sie optimal aufliegt. Vliese können der Haut 3000mal mehr Feuchtigkeit zuführen als normale Masken.

Gefriergetrocknete Vliese werden vor dem Auflegen leicht angefeuchtet

■ Bei allen Vlies-Masken werden kurmäßige Behandlungen empfohlen, um die verjüngende Wirkung aufrechtzuerhalten: 6 Anwendungen alle 2 bis 3 Tage; anschließend weitere 6 in wöchentlichen Abständen.

Sauerstoff-Packungen

Diese Packungen sind die schnellsten Schönmacher überhaupt. Ihr Geheimnis: Die Kosmetikerin mischt flüssigen Sauerstoff in ein dem Hauttyp entsprechendes Maskenprodukt und streicht es auf.

So wirkt der Sauerstoff

Aufgrund seiner kleinen Molekularstruktur kann der Sauerstoff tief in die Haut eindringen. Häufig spürt man schon bald ein Prickeln und sogar leichtes Brennen auf der Haut, hervorgerufen durch eine verstärkte Durchblutung. Die Haut »quillt« auf.

Wie nach einem Spaziergang an gesunder Luft

■ Nach 2 bis 3 Minuten wird die Maske wieder abgenommen. Der Teint sieht danach rosig und glatt aus.

Lymphdrainage – die beste Schönheitsmassage

Mit Lymphdrainage läßt sich Akne sehr gut zusätzlich behandeln

Die Lymphdrainage ist eine Massage, die sensationell gute Erfolge aufweist – aber nur wenn sie von einem wirklichen Profi durchgeführt wird. Kosmetikerinnen brauchen dazu eine qualifizierte Ausbildung in Theorie und Praxis nach dem Erfinder der Methode, dem Dänen Dr. Vodder.

Ziel der Lymphdrainage ist es, einen verlangsamten Lymphfluß wieder in Schwung zu bringen. Die Lymphe (eine Gewebeflüssigkeit) bringt lebensnotwendige Baustoffe direkt zu den Zellen und transportiert Giftstoffe ab. Angetrieben wird der Lymphfluß allein durch die Muskulatur. Bewegen wir uns zu wenig, kommt es zu einem Stau und Schlacken, und Schadstoffe bleiben länger im Körper. Eine Lymphdrainage schafft hier gründliche Abhilfe:

So wirkt die Lymphdrainage

- Schlaff gewordenes Bindegewebe regeneriert sich.
- Müde Haut wird wieder frisch und elastisch.
- Bei roten Äderchen, die keine durchblutende Massage erlauben, kann der aktivierte Lymphfluß sogar die Rötungen mindern.

Bei der Lymphdrainage wird weder geknetet noch gewalkt oder geklopft und grundsätzlich ohne Creme gearbeitet. Die Massage beginnt immer am Hals. Wird diese Grundregel vernachlässigt, bleibt sie ohne Wirkung. Am Hals nämlich fließt die Lymphe in die Venen und dann in den Blutkreislauf zurück. Deshalb wird zuerst diese Staustelle »geöffnet«.

Geübte Hände bewirken viel

Die pumpenden Bewegungen der massierenden Hände sind so sanft, daß Sie sich wundern, daß dadurch tatsächlich etwas bewirkt werden kann. Müde und Gestreßte schlummern dabei nicht selten ein, profitieren aber alleine schon von der Entspannung.

Eine Lymphdrainage dauert etwa 30 Minuten.

Kosten: etwa DM 36 (Gesicht)

Nicht anwenden bei

Keinesfalls angewendet werden darf die Lymphdrainage bei akuten Entzündungen, Thrombosen und Fieber. Bei einer Überfunktion der Schilddrüse ist ebenfalls Vorsicht geboten.

Ganz allgemein besteht die Gefahr bei der Lymphdrainage darin, daß entweder zuviel oder aber falsch massiert wird. Zuviel oder falsches Massieren am Hals kann dazu führen, daß man sich hinterher hektisch und überdreht fühlt.

Schälkuren für makellosen Teint

Tiefenschälkuren werden gegen Fältchen, Pigmentflecken, Narben und bei Akne eingesetzt. Sie wirken um vieles stärker als ein normales Peeling (Seite 25). Die Kosmetikerin verwendet hauptsächlich Kräutermixturen oder eiweißspaltende Fermente auf Heilerde- beziehungsweise Kleiebasis, oft »biologisches Peeling« genannt.

Asiatische Schälkur

Von einer Ärztin entwickelt

Die bekannteste und am häufigsten verwendete ist die sogenannte »Asiatische Schälkur«. Sie besteht aus einem Pflanzenbrei mit Mineralkristallen.

So wirkt die Tiefenschälkur

Bei dieser Schälkur wird die Haut extrem gereizt. Sie rötet und schält sich wie nach einem mittelschweren Sonnenbrand. Dadurch bilden sich verstärkt neue Zellen, und das Hautbild wird danach glatter. Der Vorteil gegenüber den aggressiven chemischen Schälkuren (die nur von Ärzten durchgeführt werden dürfen) ist eine schnellere Abheilzeit: Meist ist man schon nach vier Tagen wieder »vorzeigbar«. Ist das Ergebnis nicht ganz zufriedenstellend, kann die Kur schon nach kurzer Zeit wiederholt werden.

▶ Bei der ersten Sitzung wird die breiartige Mischung minutenlang in die Haut einmassiert. Nach etwa 15 Minuten wird der Brei abgewaschen. Auf der Haut bleibt ein prickelndes, leicht bis stark brennendes Gefühl zurück. In den folgenden Tagen beginnt sie sich zu schälen. Reibt die Kosmetikerin die Paste zu tief ein, kann es Schürfwunden geben, die sich entzünden können. Eine zu oberflächliche Behandlung wiederum zeigt keinerlei Erfolg. Die Methode verlangt deshalb nicht nur eine spezielle Schulung, sondern auch viel Fingerspitzengefühl und Erfahrung von der Kosmetikerin.

Kosten: zwischen DM 450 und DM 1000

Nicht im Sommer!

Die neue Haut, die bei einer gelungenen Schälkur zum Vorschein kommt, ist rein, zart und rosig – aber über längere Zeit auch wesentlich lichtempfindlicher. Für einige Monate muß deshalb ein Präparat mit hohem Lichtschutzfaktor aufgetragen werden. Die Sommermonate sind für eine Schälkur nicht geeignet.

Permanent Make-up schenkt mehr Kontur

Einige Frauen erhoffen sich von einem Dauer-Make-up viele Vorteile: Das tägliche Schminken und Nachschminken entfällt. Augenbrauen, Lidstrich und Lippenkonturen sind die Gesichtspartien, die am häufigsten pigmentiert werden. So sehen Sie nie ganz ungeschminkt aus – und das für immer. Doch darin liegt auch die Tücke. Selbst wenn Sie möchten, Sie werden die Farbe nicht so einfach wieder los.

Immer perfekt geschminkt ...

Die Risiken bedenken

Aus einer Laune heraus sollten Sie sich nie zu einem Permanent Make-up entschließen. Überlegen Sie sich reiflich, ob Sie immer »geschminkt« herumlaufen möchten. Nur wenn das Dauer-Make-up gelungen ist, wirkt es relativ natürlich. Sind Form oder Farbe danebengegangen, kann es über Jahre zur Last werden.

... nur wenn das Dauer-Make-up richtig gut gemacht wurde

- »Verzeichnungen« lassen sich nur schwer wieder entfernen. Metalloxydationsfarben sind besonders haltbar und farbecht. Pflanzenfarben kann man unter Umständen aufhellen lassen.
- In völlig mißglückten Fällen muß der Chirurg die mißlungenen Partien sogar herausschneiden. Narben bleiben zurück.
- Ein Narbenrisiko besteht auch dann, wenn die Farbe durch den Laser entfernt wird.

Die Schminke kann zur Last werden

▶ Die Farbpigmente werden 0,8 bis 1,4 Millimeter tief Pünktchen für Pünktchen in die Haut eingestichelt. Tätowierungen sind schmerzhaft und relativ zeitaufwendig (pro Augenbraue etwa 1 Stunde, Lippenkonturen 1 1/2 Stunden).

Kosten: Brauen: etwa DM 650; Mundkonturen: etwa DM 1200; Lidstrich: etwa DM 600

Wählen Sie einen Profi

Bevor Sie sich tätowieren lassen, ist es wichtig, daß Sie die Kosmetikerin oder die Pigmentiererin im Permanent Make-up-Studio genau prüfen. Seit der Markt mit den teuren kosmetischen »Gesichts-Tattoos« boomt, sind viele mit wenig Erfahrung am Werk. Auch die oft vorgelegten Beweisfotos können »lügen«. Mehr Sicherheit gewinnen Sie durch Gespräche mit Frauen, die diesen Eingriff schon hinter sich haben. Für echte Profis in seinen Mitgliederreihen bürgt übrigens der »Deutsche Fachverband für Permanent Make-up« (siehe Adressen, die weiterhelfen, Seite 93).

Apparative Kosmetik und ihre Versprechen

Eine einzelne Anwendung genügt meist nicht

Moderne technische Geräte, wie man sie heute in fast allen Schönheitsinstituten antrifft, machen tatsächlich vieles möglich, was die Hände der besten Kosmetikerin alleine nicht vermögen. Doch Wunder darf man sich davon nicht versprechen. Anhaltender Erfolg ist nur durch Regelmäßigkeit beziehungsweise durch eine Kur mit mehreren aufeinanderfolgenden Behandlungen zu erzielen.

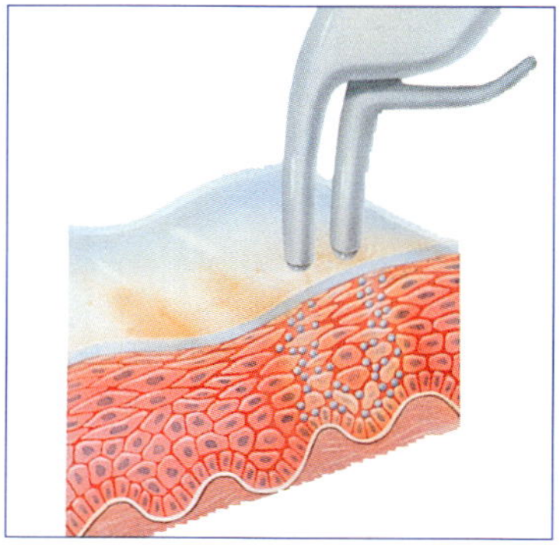

Die Elektroden werden über das Gesicht geführt. Der Strom leitet die Wirkstoffe tief in die Haut.

Die Iontophorese – Wirkstoffe mit Tiefgang

Kommt aus der Medizintechnik

Bei der Iontophorese tragen (= griech. »phorein«) elektrisch geladene Teilchen (= griech. »ion«) mit Hilfe von Gleichstrom die kosmetischen Extrakte von der obersten Hautschicht bis ins Bindegewebe. Die kosmetischen Wirkstoffe werden tiefer eingeschleust, als es beim Auftragen und Massieren per Hand möglich ist. Gerade bei teuren Ampullenpräparaten lohnen sich die Extra-Kosten. Da die Stromstärke nur der einer Batterie entspricht, ist die Sache weder gefährlich noch schmerzhaft. Es kribbelt nur etwas.

So wirkt Iontophorese

Die Kosmetikerin streicht mit einer Elektrode, die wie ein dicker, watteumwickelter Stift aussieht, über das Gesicht. Hals und Dekolleté können (und sollten) ebenfalls mit einbezogen werden. Der Gegenpol zur Elektrode ist am Arm der Kundin festgemacht. Während der Strom zwischen Arm und Gesicht hin und her fließt, zieht er die Wirkstoffe, die sonst in den oberen Hautschichten steckenbleiben würden, immer ein winziges Stück weiter in die

Haut hinein. Die Stromstimulation verstärkt die Durchblutung, wodurch der Wirkstofftransport zusätzlich unterstützt wird. Bei neueren Geräten hält die Kosmetikerin die beiden Elektroden in der Hand und führt sie über das Gesicht.

▶ Sie können die Iontophorese jedesmal durchführen lassen, wenn eine Ampulle eingeschleust werden soll. Ein Zuviel gibt es nicht (Sie gehen ja nicht jeden Tag zur Kosmetikerin), da es sich nur um einen ganz schwachen Strom handelt.
Kosten: ab DM 36

Myolift läßt die Muskeln turnen

Die Gesichtsmuskeln werden »umerzogen«

Bei dieser Methode handelt es sich – vereinfacht ausgedrückt – um ein »Muskeltraining« mittels eines Elektrogeräts, durch das die Haut Straffheit und Glätte zurückgewinnt. Die Theorie des Myolift-Verfahrens stützt sich auf die Tatsache, daß die Muskeln im Laufe der Jahre entweder erschlafft sind oder sich durch Mimik und Haltung verkrampft haben. Die Folge von verkürzter wie auch überdehnter Muskulatur sind Falten. Durch das spezielle Muskeltraining sollen wieder »normale« Spannungsverhältnisse im jeweiligen Muskel geschaffen werden.

So wirkt das Myolift

Für feste Wangen und straffe Konturen

Die Schwingungsfrequenz des Geräts, kombiniert mit einer speziellen Anwendungstechnik, bei der die Kosmetikerin mit walzenförmigen Elektroden über das Gesicht streicht, steigert den Muskeltonus und verändert die Ruhelänge des Muskels positiv: Verkürzte Muskeln werden gedehnt, erschlaffte wieder gestrafft. Dadurch glätten sich nicht nur Fältchen, auch hängende Wangenpartien gewinnen wieder an Kontur. Insgesamt bekommt das Gesicht ein wesentlich jüngeres und frischeres Aussehen. Sie spüren das provozierte An- und Entspannen der Gesichtsmuskulatur, ohne daß es schmerzt.

▶ Je nach Zustand der Haut und des Bindegewebes sind etwa 8 bis 15 Anwendungen notwendig. Um das positive Ergebnis etwa 2 Jahre lang halten zu können, sind 1 bis 2 weitere Behandlungen im Abstand von 1 bis 4 Monaten zu empfehlen.
Kosten: pro Sitzung etwa DM 130

Spannkraft für die Haut durch Farben

Die Heilkräfte der Farben waren bereits im alten Ägypten bekannt

Obwohl schon Anfang dieses Jahrhundert ein Nobelpreis für Forschungen auf dem Gebiet der Farbtherapie verliehen wurde, hat sich die Wissenschaft erst in den letzten Jahren wieder darauf besonnen. Farblicht- oder Chromo-therapien basieren auf der Erkenntnis, daß Farben nicht nur über die Augen, sondern auch über die Haut aufgenommen werden. Jede Farbe besitzt eine eigene Schwingung, die eine bestimmte Zellreaktion auslöst. Licht in unterschiedlichen Farben wird eingesetzt, um Falten zu glätten, bei erschlaffter Haut, Narben, Akne und Couperose. Die Behandlung ist sicher und schmerzlos, die Resultate sind oft verblüffend.

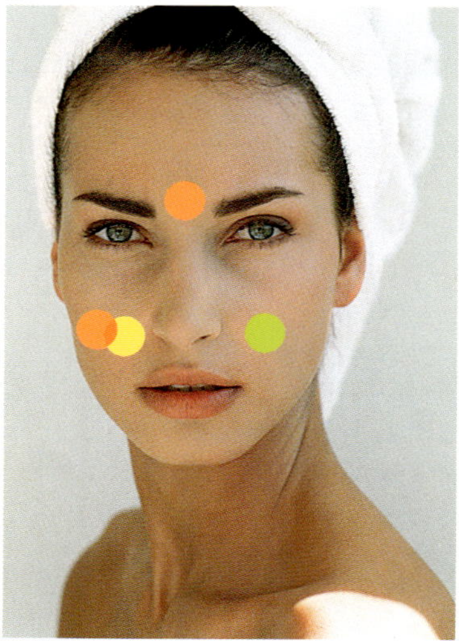

Strafft die Haut: Orange und Grün gegen Falten, Gelb für einen frischen Teint.

So funktioniert die Farbtherapie

Farben regen die Hautzellen an und beruhigen zugleich

Die Haut wird mit einer speziellen Lampe bestrahlt, die die gewünschte Farbe extrem stark bündelt. Ein Steuergerät regelt die Intensität der einzelnen Farben, mischt sie neu zusammen.

- Bei *Falten* und *trockener Haut* hilft *orangefarbenes* und *grünes* Licht. Die Farbe Orange fördert die Regeneration der Hautzellen und aktiviert den Lymphfluß. Zusätzlich wirkt sie sich positiv auf das Nervensystem aus. Grün wirkt beruhigend und abschwellend. Es lindert Entzündungen und hilft bei Couperose.

Grün hilft bei gereizter Haut

- Gegen *Hauterschlaffung* wird ebenfalls *Orange* eingesetzt. In Kombination mit *Gelb* strafft es die Haut. Zur Vorbeugung genügt das gelbe Licht allein. Es fördert den Stoffwechsel und stärkt das vegetative Nervensystem.

▶ Eine Behandlung dauert 20 Minuten. Es ist mit 2 bis 3 Sitzungen pro Woche zu rechnen.
Kosten: DM 1 pro Minute

Softlaser – der sanfte Faltenkiller

Fältchen »wegblitzen«

Softlaser sind die einzigen Lasergeräte, die nicht ausschließlich von Ärzten, sondern auch von Kosmetikerinnen angewendet werden dürfen. Der Infrarot-Softlaser (IR-Laser), der in Kosmetik-Instituten vorwiegend eingesetzt wird, arbeitet mit wesentlich geringerer Energie als medizinische Laser. Das gebündelte Kosmetiklicht wird in vielen Schönheitsinstituten zum »Ausbügeln« von Fältchen und Falten eingesetzt. Es soll bestimmte Stoffwechselprodukte in Gang bringen.
Der Laserstrahl besteht aus Lichtteilchen, die alle exakt in eine Richtung blitzen und zu hoher Intensität gebündelt sind.

Hilft nur kurzfristig

Obwohl teilweise gute Ergebnisse vermeldet werden, ist die Wirksamkeit dieser relativ teuren Behandlungsmethode unter Dermatologen wegen der geringen Energie des Lasers heftig umstritten. Hautschädigungen können deshalb zwar nicht hervorgerufen werden. Er hilft jedoch nur kurzfristig und ist auch nicht so wirksam wie die medizinischen Laser (Seite 88).

So funktioniert der Softlaser

Mit dem gebündelten roten Licht des Laserstrahls arbeitet die Kosmetikerin sowohl »flächig« wie auch punktuell.

Softlaser hat geringere Energie als die medizinischen und technischen Laser

- Bei der Flächenbehandlung werden Gesicht und Hals von oben nach unten millimetergenau mit einem Lichtleitergriffel abgelasert. Faltenzonen wie Augen, Mund, Wangen, Hals müssen intensiver behandelt werden. Durch das Flächenlasern wird die Durchblutung angeregt, die Hautoberfläche erneuert sich, und Nähr- beziehungsweise Abfallstoffe werden schneller transportiert.
- Nach dieser Vorbereitung der Haut werden, ähnlich wie bei der Akupunktur, bestimmte Energiepunkte im Gesicht nochmals gezielt stimuliert.

Kosmetische Wirkstoffe können jetzt besonders tief eindringen, deshalb wird hinterher meist noch eine Regenerationsampulle aufgetragen.

► Die gesamte Lasersitzung, die vollkommen schmerzfrei ist, dauert etwa 30 Minuten. 10 Behandlungen in wöchentlichen Abständen sind das Minimum.
Kosten: pro Sitzung etwa DM 150

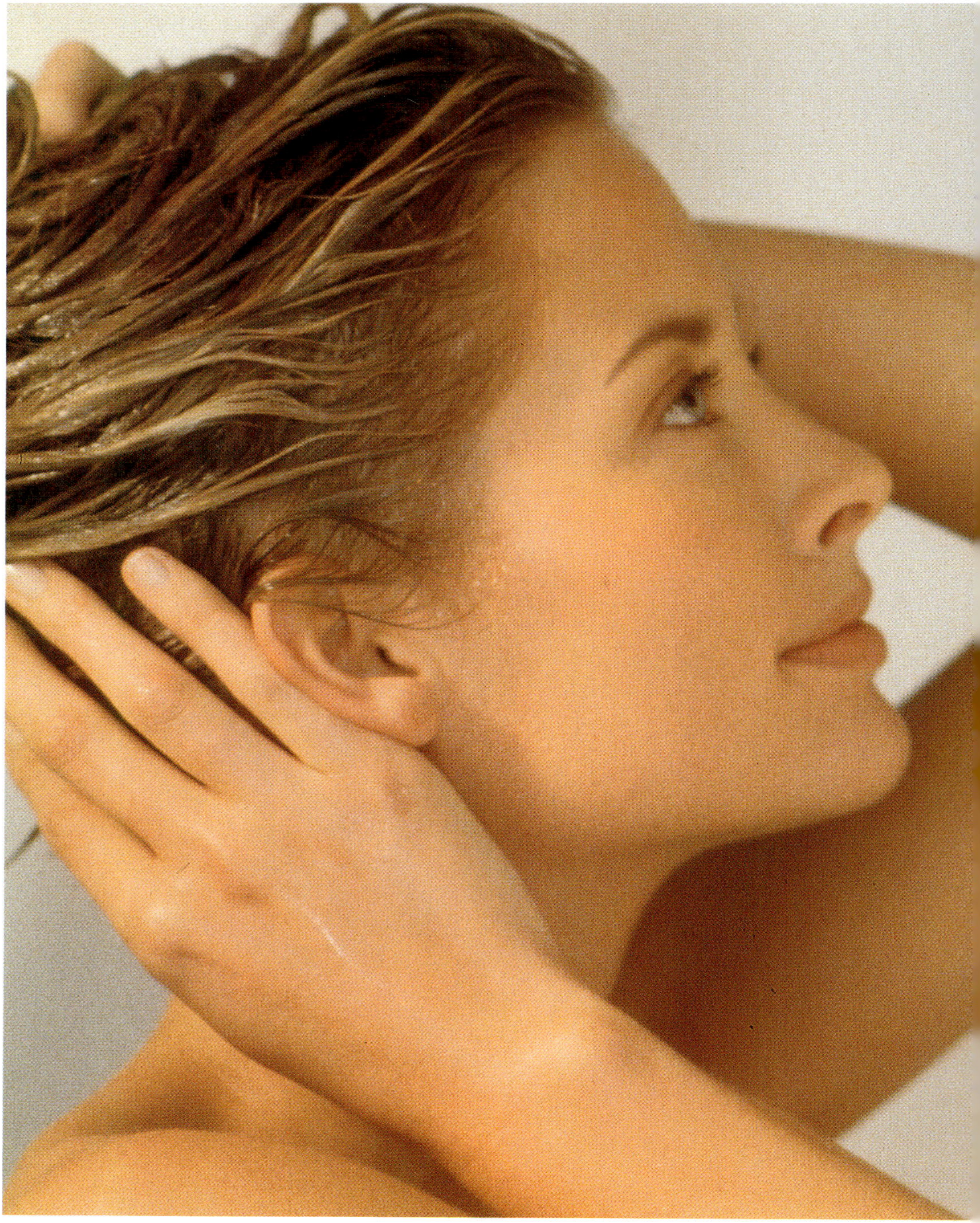

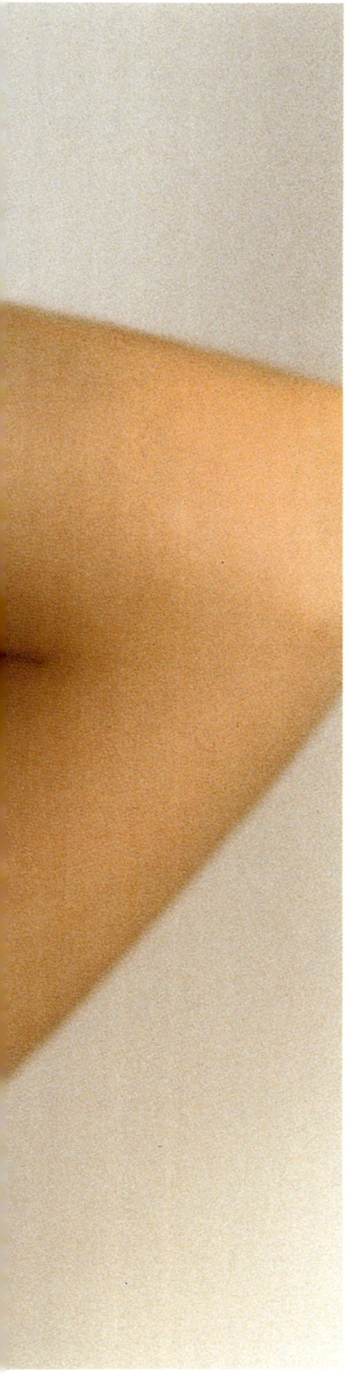

Lifting ohne Messer

Mit Kosmetika und sorgfältiger Pflege können Sie sehr viel für Ihre Haut tun, aber sie haben ihre Grenzen. Um speziellere Hautprobleme zu beseitigen oder Falten längerfristig zu glätten, suchen deshalb immer mehr Frauen einen Dermatologen oder Schönheitschirurgen auf. Therapien, die bis in die tieferen Hautschichten hinein wirken und deshalb größere und dauerhaftere Erfolge erzielen, dürfen nur von Ärzten angewendet werden. Die moderne kosmetische Medizin umfaßt inzwischen eine breite Palette sanfter Eingriffe ohne Skalpell. Da aber auch diese nicht ganz ohne Risiken sind, sollten Sie sich Ihre Entscheidung genau überlegen und den Arzt sorgfältig auswählen.

Was Sie vorher wissen müssen

Lebenslinien sanft korrigieren

Bestimmte Linien wie Lachfältchen sollte sich jede Frau gönnen. Sie sind wesentlich attraktiver und sympathischer als ein von Chirurgenhand künstlich glattgezogenes Gesicht. Schließlich erzählen sie von Erfahrung und einem fröhlich gelebten Leben. Solche »Lebenslinien« gehören einfach ins Gesicht eines Menschen. Doch meist sind es nicht allein die Falten, durch die Frauen sich mitunter beeinträchtigt fühlen. Oft sind es die beginnende Erschlaffung der Haut und die fehlende Frische des Teints. Kleine Schönheitsfehler wie Pigmentflecken, Aknenarben oder erweiterte Äderchen können schon in jüngeren Jahren für manche zum Problem werden.

Methoden, die dezent verschönern

Viele Frauen wünschen sich zwar nachhaltige Lösungen, schrecken aber vor dem Schritt ins Sprechzimmer eines Gesichtschirurgen zurück. Sie haben Angst vor dem Messer und den Nachwirkungen. Dabei gibt es heutzutage viele Methoden der sanfteren Art, um die Haut so lange jugendlich, straff und makellos zu erhalten, wie es genetisch eben möglich ist.

Den richtigen Arzt finden

Vor dem Eingriff genau informieren

Kosmetische Eingriffe im Gesicht werden von sogenannten Schönheitschirurgen durchgeführt, die in plastisch-ästhetischer Chirurgie ausgebildet sind, oder von Fachärzten (wie Hals-Nasen-Ohren-Ärzte, Gynäkologen, Kieferchirurgen – zum Teil auch Hautärzte), die sich auf Schönheitsoperationen spezialisiert haben.

Vorsicht bei der Arztwahl!

Wer die Approbation als Arzt besitzt, darf Patienten behandeln und dabei auch zum Skalpell greifen. Eine entsprechende Qualifikation muß er nicht vorweisen. Deshalb ist es kein Wunder, daß es auch in dieser Branche sogenannte »schwarze Schafe im weißen Kittel« gibt.

Die Adressenlisten, die von den verschiedenen ärztlichen Vereinigungen (Anschriften über die Ärztekammern) verschickt werden, können nur eine Basisinformation sein. Diese Listen sagen nichts über das Spezialgebiet und die Erfahrung des einzelnen Arztes in bestimmten Techniken aus.

Die Erfahrung anderer nutzen

Sprechen Sie mit Freundinnen und Ihrem Frauenarzt

Die besten Empfehlungen können Sie eigentlich nur durch Mund-zu-Mund-Propaganda bekommen. Deshalb: Hören Sie sich in Ihrem Bekanntenkreis um, welche Erfahrungen die Frauen auf diesem Gebiet bereits gemacht haben. Fragen Sie Ihre Kosmetikerin oder auch Ihren Gynäkologen nach Chirurgen mit gutem Ruf und nach zufriedenen Patientinnen. Scheuen Sie sich nicht, Kontakt mit den Frauen aufzunehmen. Auf Schönheitsfarmen und in Fitneßinstituten können Sie ebenfalls fündig werden. Geheimtip ist der Friseur als »Beichtvater« vieler Frauen; denn ihm bleiben beim Haareschneiden oder Färben keine Veränderungen verborgen.

Mit der Checkliste zum Arzt

Der nächste Schritt ist dann, die empfohlenen Ärzte persönlich zu überprüfen. Hierbei kann Ihnen die Checkliste eine Hilfe sein.

Ihre Checkliste vor dem Eingriff

- Lassen Sie sich von mindestens zwei Ärzten beraten und einen Kostenvoranschlag für den geplanten Eingriff machen. Pro Beratungsgespräch werden zwischen 50 und 150 Mark verlangt.
- Für das Beratungsgespräch nimmt sich ein guter Arzt genügend Zeit. Er beantwortet ausführlich Ihre Fragen und klärt Sie über Verlauf, mögliche Risiken sowie Nebenwirkungen des Eingriffs auf. Ein guter Arzt wird Ihnen realistisch und ohne Übertreibungen darlegen, welche Ergebnisse bei Ihnen individuell zu erzielen sind. Lassen Sie sich zu keiner Methode überreden, die Ihnen unangenehm oder riskant erscheint.
- Fragen Sie den Arzt nach seiner Qualifikation und worauf er sich spezialisiert hat. Sehr wichtig ist dabei die Frage: Wie häufig führt er den Eingriff durch, den Sie wünschen? Sie möchten sicher nicht von einem Chirurgen behandelt werden, der an Ihnen seine »Gesellenprüfung« ablegt.
- Verabschieden Sie sich, wenn ein Mediziner Ihnen mehr »verkaufen« will, als Sie bereit sind, machen zu lassen. Außer die Empfehlung steht in direktem Zusammenhang mit der geplanten Operation.
- Das Wichtigste: Verlassen Sie sich auf Ihr Gefühl. Nur wenn Sie dem Arzt wirklich vertrauen und ihn auch menschlich sympathisch finden, ist er der Richtige.
- Überlegen Sie genau, zu welcher Jahreszeit der Eingriff vorgenommen werden soll, da Sie vielleicht hinterher nicht in die Sonne dürfen.
- Erkundigen Sie sich, ob Sie Urlaub nehmen müssen, um abzuwarten, bis mögliche Schwellungen und Verfärbungen abgeklungen sind.

Die Falten auffüllen

Im Prinzip gleichen sich alle Methoden der Faltenunterspritzung. Nur die Wahl der Mittel beziehungsweise der Technik ist unterschiedlich (siehe Übersicht, Seite 77). Man geht dabei von der Tatsache aus, daß sich eine Falte deshalb eingräbt, weil das Gewebe sie nicht mehr genug stützt. Gibt man ihr diese Stütze »künstlich« zurück, verschwindet die Falte – zumindest für eine gewisse Zeit.

Die Falten künstlich stützen

Die Füllstoffe

Verfügbar sind sogenannte Biostoffe wie beispielsweise Eigenfett, Hyaluronsäure und körpereigenes Collagen, die auch von Natur aus im menschlichen Organismus vorkommen. Solche Substanzen sind am verträglichsten, bauen sich aber auch relativ rasch wieder ab. Länger anhaltend bis dauerhaft die Falten glätten soll künstliches Material. Der Organismus bildet um jeden Fremdkörper verstärkt Bindegewebe und wirkt so wie ein Stützkissen, das die Falte wieder »ausstülpt«.

Der künstliche Füllstoff wird eingekapselt

Die Risiken kennen

Der Nachteil jedoch ist, daß sich mögliche Spätfolgen nicht vorhersehen lassen. In diesem Zusammenhang ist ganz besonders das flüssige Silikonöl zu erwähnen. Bei ihm können auch Jahre später noch entzündliche Herde auftreten und äußerlich sichtbare Verhärtungen, die nur operativ zu beheben sind und große Gewebeschäden hinterlassen. Flüssiges Silikon ist in Deutschland zwar offiziell nicht zugelassen, wird aber trotzdem noch von einigen Ärzten gespritzt.

Bei einigen künstlichen Materialien sind negative Veränderungen im Gewebe möglich

Genau informieren!

Seriöse Ärzte nehmen von solch riskanten Materialien Abstand. Doch die Entscheidung über das Füllmaterial liegt immer beim Patienten: Was er erlaubt, wird gemacht. Bedenken Sie: Je mehr Inhaltsstoffe ein Mittel aufweist, desto größer ist die Möglichkeit, daß Allergien auftreten. Lassen Sie sich deshalb vor dem Eingriff genau über die Zusammensetzung des Präparats, über seine Risiken, Nebenwirkungen und über Langzeiterfahrungen aufklären.

Keine Angst vor Collagen

Geeignet für »Krähenfüße«, Lippenfältchen, die »Zornesfalte« zwischen den Augenbrauen, Nasolabialfalten, schmale Lippen

Die meisten Ärzte bevorzugen als Faltenglätter Collagen aus tierischer Herkunft, weil es dem menschlichen Collagen sehr ähnlich ist. Gewonnen wird es aus Rinderhäuten. BSE-Gefahr ist bei dem Produkt, das in Deutschland von den Behörden offiziell zugelassen ist, nicht zu befürchten, da die Tiere aus kontrollierten Herden in den USA stammen. Zudem zählt die Haut nicht zu den BSE-gefährdeten Organen.

Der Organismus akzeptiert Collagen als körpereigenes Gewebe, und es unterliegt auch genau demselben Alterungsprozeß. Über Blutbahn und Lymphe wird es mit der Zeit abgebaut. Es gibt Collagen in unterschiedlichen Stärken.

Allergietest ist wichtig!

4 Wochen vor dem Eingriff muß in jedem (!) Fall durch eine Mini-Injektion am Unterarm getestet werden, ob eine Collagen-Allergie vorliegt oder nicht. Da manchmal auch erst nach Jahren allergische Reaktionen auftreten, empfiehlt sich bei geplanten weiteren Eingriffen aus Sicherheitsgründen eine Testinjektion zwischendurch.

Die Behandlung

Um größere Schmerzen während der Faltenbehandlung zu verhindern, wird dem Collagen entweder ein Betäubungsmittel beigemengt, oder die zu behandelnde Gesichtspartie wird extra betäubt. Die Nadel wird in die Hautvertiefung eingeführt. Wichtig ist dabei, daß das Collagen gleichmäßig verteilt wird.

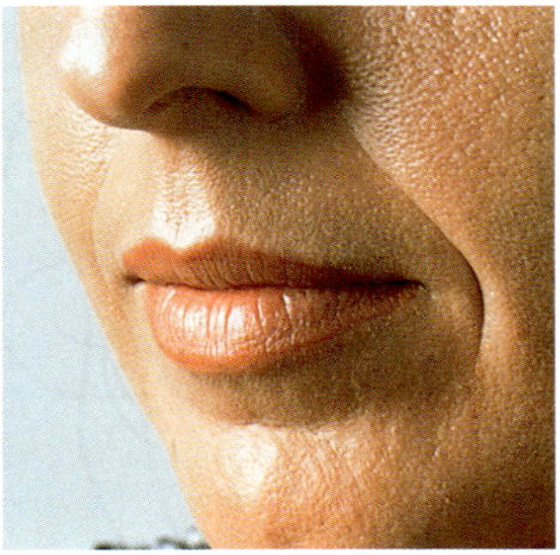

Vorher: Tiefe Falten verlaufen von den Nasenflügeln zum Mund.

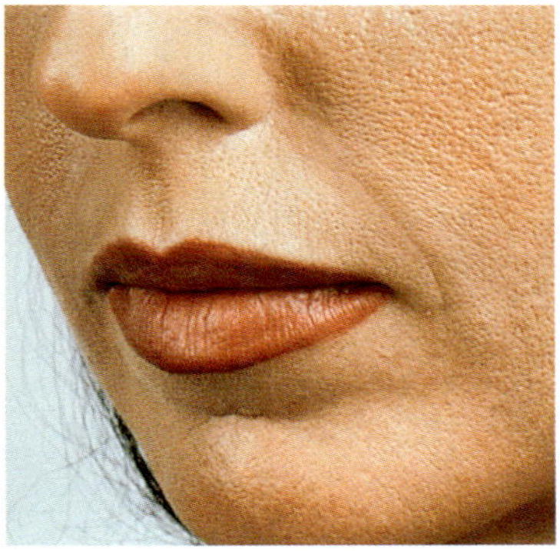

Nachher: Die mit Collagen unterspritzte Partie – sichtbar geglättet.

Die Falten auffüllen

Die Einstichstellen können Sie gut mit Make-up abdecken

■ Oft bleiben in den ersten Stunden kleine Rötungen der Einstichstellen zurück. Selten kommt es zu einem minimalen Bluterguß.
Kosten: ab DM 650

So lange hält Collagen

Bei Mund- und Nasolabialfalte verschwindet das Polster am schnellsten

Die Testspritze vor Behandlungsbeginn zeigt schon, wie das Collagen halten wird: Ist die kleine Erhöhung am Unterarm schnell wieder verschwunden, wird der »Faltenfüller« im Gesicht auch nicht übermäßig lange halten. Je nach Stoffwechsel hält die Wirkung individuell an – von wenigen Monaten bis zu einem Jahr.

■ Soll der faltenfreie Status halten, empfiehlt sich eine halbjährliche Auffrischung mit einem Drittel bis Hälfte der injizierten Collagen-Menge.

Eigenfett verträgt jeder

Statt Fremd-Collagen kann jedoch auch Eigenfett zur Unterspritzung von Falten verwendet werden. Eigenfett hat den Vorteil, daß es allergiefrei ist. »Lipofilling« lautet der Fachausdruck für Implantationen mit Eigenfett. Die Methode eignet sich in erster Linie für

Für volle Lippen und frische Wangen

- tiefere Falten
- vollere Lippen
- zum Wangenaufpolstern.

Das Gesicht wird nicht nur glatter, sondern wirkt auch frischer, sobald ein Teil der implantierten Fettzellen angewachsen ist.

Die Behandlung

Entnommen werden Fettzellen, Muskelgewebe und körpereigene Collagen-Fasern

Unter Lokalanästhesie wird mit einer Kanüle Fettgewebe aus Bauch, Po oder Oberschenkel in eine Spritze gesaugt. Die Menge des entnommenen Füllmaterials ist so gering, daß man keine sichtbaren Dellen befürchten muß. Der gewonnene Extrakt wird gereinigt und in die aufzufüllenden Partien im Gesicht reimplantiert.

■ Bei starker Neigung zu Blutergüssen kann es sein, daß sich die Einstichstellen anfangs blau verfärben.
Kosten: ab DM 300 (mit Depotanlegung – »Fettbank« – etwa DM 2800)

So lange hält Eigenfett

Damit der Erfolg wenigstens bis zu 12 Monaten anhält, ist eine zweite Sitzung nötig. Nach einigen Jahren sollte immer noch ein Restdepot von mindestens

20 Prozent nachweisbar sein, selbst wenn nicht regelmäßig nachgespritzt wurde.

■ Immer mehr Ärzte legen sich eine sogenannte »Fettbank« an. In diesem Spezialkühlschrank werden Fettreserven von jedem Patienten tiefgefroren. Sie werden bis zu 2 Jahren konserviert und können jederzeit für weitere Injektionen aufbereitet werden. Dadurch erspart man sich bei einem erneuten Eingriff die Prozedur der nicht ganz schmerzlosen Fettentnahme.

Hyaluronsäure regt die Zellen an

Bei Falten um Augen und Lippen, »Zornesfalten«, Nasolabialfalten, schmalen Lippen

Zu den »Bioimplantaten« zählt auch die Hyaluronsäure. Sie wird vom Immunsystem gut akzeptiert, da sie ihm nicht unbekannt ist: Hyaluronsäure kommt auch im menschlichen Bindegewebe vor. Es besteht deshalb auch keine Allergiegefahr. In der Kosmetik wird Hyaluronsäure als hervorragender Feuchtigkeitsbinder geschätzt.

■ Zur Faltenaufpolsterung wird Hyaluronsäure häufig zusammen mit Collagen gespritzt, deshalb ist 4 Wochen vorher ein Collagen-Allergietest nötig.

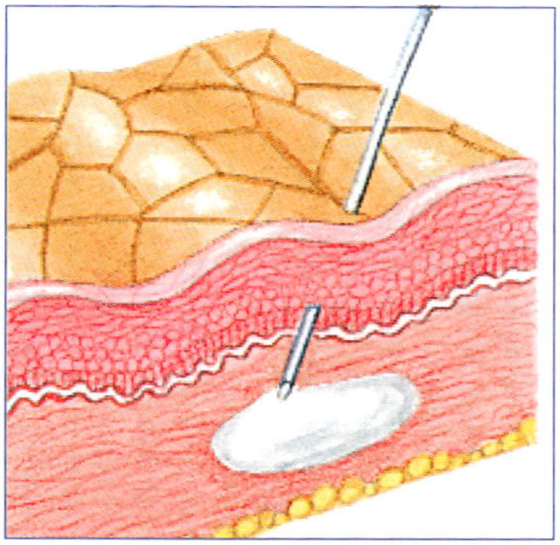

Hyaluronsäure füllt die Zellzwischenräume auf und verbindet sich mit dem Gewebe.

Die Behandlung

Ein leichtes Betäubungsmittel dämpft die Schmerzen beim Einspritzen

Zuerst werden die Fältchen mit einer Collagen-Schicht »aufgepumpt«, darüber wird ein »Kissen« aus Hyaluronsäure injiziert. Sie soll die Regenerationsfähigkeit der Haut stimulieren. Neu ist eine quervernetzte und dadurch besonders stabile Hyaluronsäure, die »pur« unter die Falten gespritzt wird. In diesem Fall ist kein Allergietest erforderlich. Die Haltbarkeit wird etwas geringer als bei Collagen-Injektionen angegeben.

■ Die Haut ist anfangs etwas gerötet und leicht geschwollen.
Kosten: ab DM 720

So lange hält Hyaluron

Mindestens 12 Monate soll das Ergebnis halten. Starkes Rauchen und häufiges Sonnen vermindern die Haltbarkeit.

Artecoll – gibt den Falten die »Kugel«

Bei Artecoll handelt es sich um ein Mikro-Implantat, bei dem winzige Kunststoffkügelchen (PMMA) mit Collagen gemischt werden. Unter die Hautvertiefung gespritzt, baut sich der Eiweißstoff ab, während die Mikrosphären aufgenommen und einzeln von einer Hülle aus körpereigenen Bindegewebsfasern umgeben werden. So wird die Falte dauerhaft aufgefüllt.

Mögliche Risiken beachten!

Artecoll-Implantate haben den Nachteil, daß sie sich nicht wieder entfernen lassen, ohne größeren Schaden im Gewebe anzurichten. Zudem kann man die Kügelchen möglicherweise in der Haut ertasten – ähnlich wie einen weichen Gummi. Wichtig ist, daß der Arzt tief genug spritzt und die spezielle Implantationstechnik beherrscht. Wird das Artecoll zu dicht unter der Hautoberfläche eingelagert, können Rötungen entstehen, die behandelt werden müssen, oder helle Flecken, die eine Entfernung des Implantats erforderlich machen.

Artecoll füllt Nasolabialfalten und Lippenkonturen auf. Hier wird die Lippenkontur gleichmäßig mit fächerförmigen Injektionen unterlegt.

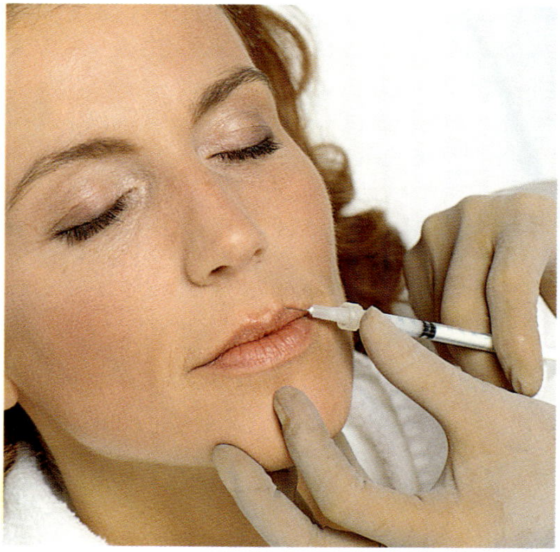

Die Behandlung

Durch festes Drücken kann der Arzt das Artecoll in den ersten Tagen nach der Implantation noch formen. Bei jemand mit intensiver Mimik empfiehlt es sich, die behandelten Stellen anfangs mit einem durchsichtigen Pflaster ruhigzustellen, Glättungen an der Stirn werden mit einem Gummiband fixiert. Kommt eine Falte bei starker mimischer Beanspruchung dennoch wieder zum Vorschein oder bildet sich eine neue daneben, muß eine zweite Injektion durchgeführt werden. Da Artecoll mit Hilfe der Trägersubstanz Collagen unter die Haut gebracht wird, muß vor dem Eingriff eine Testinjektion gemacht werden, um eine Collagen-Allergie auszuschließen.

Kosten: etwa DM 1200

Gore-Tex, die medizinerprobte Kunstfaser

Im alltäglichen Leben kennen wir Gore-Tex aus dem Bereich der Sportbekleidung. Dort sorgt das Teflon-Material – anders aufbereitet – für Atmungsaktivität und Wasserdichte von textilem Gewebe. Der nichtlösliche, allergiefreie Kunststoff wird aber auch seit langem für medizinische Zwecke eingesetzt: In Form von hauchdünnen Platten, die schichtenweise oder gerollt implantiert werden, leistet Gore-Tex den ästhetischen und plastischen Chirurgen gute Dienste beim Aufbau von Wangen- und Kinnpartie. In der allgemeinen Chirurgie dient es als Ersatz für Bauchdecken, in der Orthopädie »kittet« es Knochen und in der Gefäßchirurgie defekte Venen. Zum Unterlegen von Falten wird Gore-Tex in Form eines Fadens zum Beispiel entlang der Mundkontur oder des Faltenverlaufs eingezogen. Innerhalb weniger Tage reagiert das Bindegewebe und beginnt den »Fremdkörper« einzukapseln. Eine erfreuliche Reaktion, denn das »Polster« läßt die Falte verschwinden. Eingesetzt wird Gore-Tex:

Allergiefreier Kunststoff – hebt die Falten an

Für eine glatte Stirn und einen vollen Mund

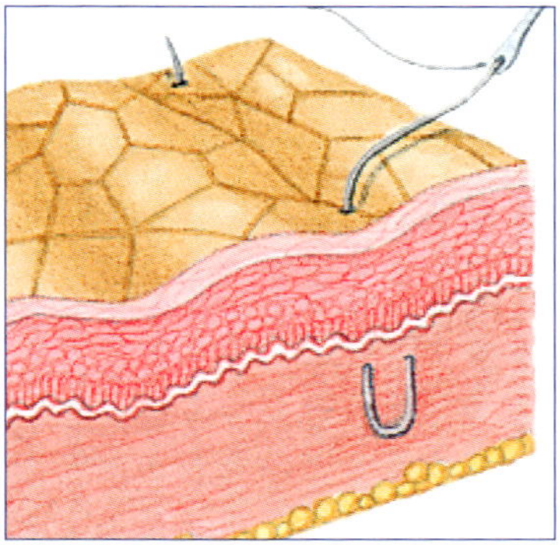

Der Faden wird genau unter dem Faltenverlauf eingezogen.

- bei ausgeprägten Falten um Mund und Nase (Naso-Labial-Falten),
- tiefen Stirnfalten,
- um Lippen zu vergrößern.

Die Behandlung

Nach einer örtlichen Betäubung führt der Arzt mit einer speziellen Kanüle den Faden unter der Falte in die Haut ein. Das Fadenende verschwindet unter der Haut. Die winzige Stichwunde wird mit einem Wundkleber verklebt.

■ 2 bis 3 Tage ist die Einstichstelle gerötet und geschwollen. Während dieser Zeit muß sie trocken gehalten werden. Durch eine zu starke Mimik kann der Faden anfangs verrutschen. Er muß dann herausgezogen und neu plaziert werden.
Kosten: Lippen etwa DM 2000; Nasolabialfalte etwa DM 2800

Botox legt den Muskel lahm

Für eine glatte Stirn

Botolinum Toxin A lautet die genaue wissenschaftliche Bezeichnung für diesen Füllstoff. Das bedeutet »Gift«. In verdorbenen Lebensmittelkonserven ist Botox wegen seiner lähmenden Wirkung auf die Atemwege gefürchtet. In der Neurologie wird es erfolgreich dafür eingesetzt, um entstellende Muskelverkampfungen im Gesicht zu lösen.
Zur Faltenglättung verwenden Ärzte eine extrem geringe Dosierung. Sie liegt um ein 100faches unter der Menge, ab der gesundheitliche Schäden zu erwarten wären. Durch die Botolinum-Spritze wird die sogenannte Streifenmuskulatur vorübergehend gelähmt. Der auf Monate stillgelegte Muskel erzeugt keine Falte mehr.

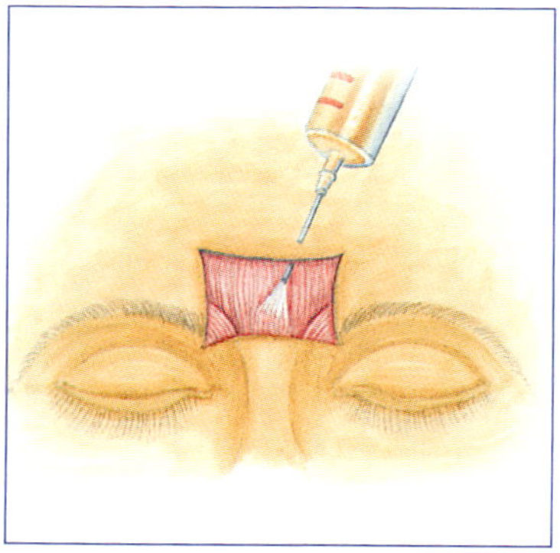

Botox wird in die Streifenmuskulatur injiziert. Sie legt sich für mehrere Monate nicht mehr in Falten.

Unerwünschte Lähmungen

Das Risiko dieser Methode besteht darin, daß trotz niedrigster Dosierung und exakter, lokaler Einspritzung unerwünschte Lähmungserscheinungen auftreten können: So können zum Beispiel die Augenbrauen absacken. Dieser unerwünschte Effekt hält – ebenso wie die Faltenglättung – nur für eine gewisse Zeit an, aber er ist dennoch äußerst unangenehm und optisch belastend.

Die Behandlung

Es sind mehrere Einstiche nötig. Die Wirkung tritt erst ab dem dritten Tag ein.

Auch für Zornesfalten

■ Für 6 bis 8 Stunden dürfen die Einstichstellen nicht mit Wasser in Berührung kommen. Über den Augenbrauen kann sich anfangs ein leichtes Druckgefühl bemerkbar machen, das jedoch bald wieder verschwindet. Auch leichte Kopfschmerzen sind möglich.

So lange hält Botox

Die Glättung der Stirnfalten hält maximal 8 Monate an. Tiefe Falten müssen zusätzlich noch mit Collagen angehoben werden. Der »Polsteraufbau« baut sich dann weniger rasch ab.
Kosten: etwa DM 580

Falten-Füllstoffe: Von Collagen bis Botox

	Material	Vorteile	Nachteile	Kosten
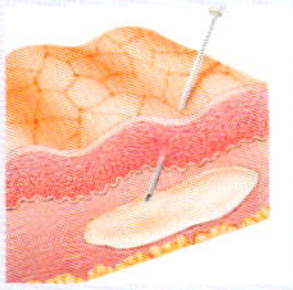	COLLAGEN hochgereinigtes Rindercollagen aus kontrollierten Herden	dem körpereigenen Eiweiß ähnlich; gut verträglich, sofortiger Effekt	baut sich wieder ab; Testspritze nötig wegen Allergiegefahr; regelmäßige Injektion nötig zur Erhaltung	ab DM 650
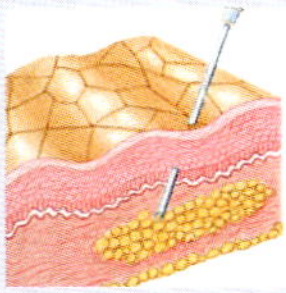	EIGENFETT aus dem eigenen Körper entnommenes Fett wird gereinigt und im Gesicht injiziert	absolut allergiefrei	Fettentnahme tut weh; Auffrischungsspritze nach wenigen Monaten nötig	ab DM 300
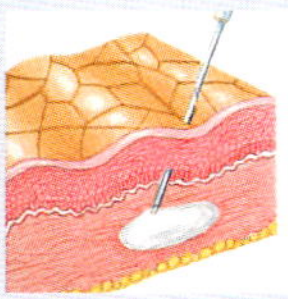	HYALURONSÄURE ein chemisch nachgebauter Biostoff, der pur oder mit Collagen gespritzt wird	Hyaluronsäure ist ohne Allergiegefahr; regeneriert das Gewebe	Faltenglättung begrenzt haltbar; in Verbindung mit Collagen ist Testspritze nötig	ab DM 720
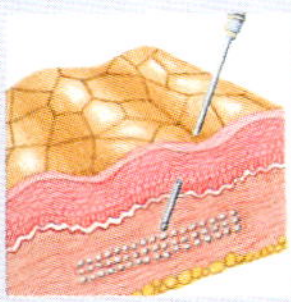	ARTECOLL Collagen mit eingelagerten winzigen Plexiglas-Kügelchen	Langzeitwirkung	Kügelchen tast- und sichtbar bei oberflächlicher Injektion; problematisch zu entfernen	ab DM 1200
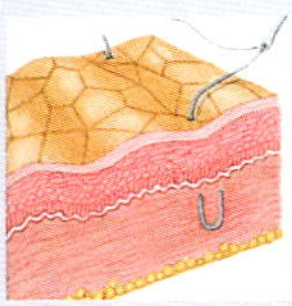	GORE-TEX ein medizinischer Kunststoffaden, der mit einer Nadel unter die Falte gezogen wird	keine Allergien bekannt; langfristiger Effekt	kann bei zu starker Mimik anfangs verrutschen; es kann sich daneben eine neue Falte ausbilden	Lippen ca. DM 2000; Nasolabialfalte ca. DM 2800
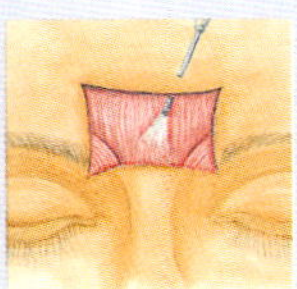	BOTOX ein Stoff, der vorübergehend die Muskulatur der Mimik lähmt	temporäre Faltenglättung; darüber injiziertes Collagen hält länger	beeinträchtigt die natürliche Mimik; kann unerwünscht monatelange Lähmung bewirken	ca. DM 580

Ein glattes Gesicht ohne Schnitt

Methoden, die auffällige Falten glätten und ein jüngeres Aussehen verleihen

Bei den folgenden Methoden werden nicht einzelne Falten unterlegt, sondern ganze Gesichtspartien gestrafft, auffällige Falten geglättet und kleine Schönheitsfehler wie Pigmentflecken oder erweiterte Äderchen entfernt. Lifting ohne Schnitt bedeutet, daß weder geschnitten wird noch Narben oder gar extreme Veränderung im Gesicht zu befürchten sind.

Hormoncremes verbessern die Hautstruktur

Östrogene sorgen für den prallen, schönen Teint bei Schwangeren

Die Hormone üben einen großen Einfluß auf die Schönheit unserer Haut aus. In erster Linie ist es das weibliche Geschlechtshormon Östrogen, das für eine erhöhte Wasseransammlung in der Lederhaut (Seite 9) sorgt. Sinkt der Östrogenspiegel altersbedingt, geschieht das Gegenteil: Die östrogenärmere Haut wird trockener und dünner, Falten bilden oder vertiefen sich. Insgesamt ist sie schlechter durchblutet und sieht fahler aus.

Estradiol schenkt Feuchtigkeit

Hormone für innen und außen

Um Hautstörungen zu beheben empfehlen immer mehr Fachärzte auch äußerlich anwendbare Hormone. So zum Beispiel Präparate mit Estradiol. Es ist das stärkste natürliche Östrogen und wird in den Eierstöcken gebildet. Lange Zeit wurden diese Hormoncremes nur als »Vaginal-Cremes« eingesetzt. Handelsüblich sind niedrig dosierte estradiolhaltige (0,01prozentig) »Vaginal-Cremes«, die auch als »Kosmetika« verschrieben werden können. Wenn sie täglich im Gesicht und am Hals angewendet werden, nimmt der Feuchtigkeitsgehalt in der Haut oft schon nach wenigen Wochen zu. Die Poren werden kleiner, die Haut wird elastischer und fester, selbst Fältchen glätten sich.

Individuelle Mischungen

Empfehlenswert ist Estradiol aus der Natur. Die in einer Emulsion aus Sojaöl, Sojalecithin und 5 Prozent Vitamin E enthaltenen Isoflavonoide

(Pflanzenstoffe) üben ihre eigene östrogene Wirkung auf die Haut aus. Ärzte, die sich mit Endokrinologie (Lehre von den Hormonen) beschäftigen, lassen anhand von Bluttests den Hormonstatus ihrer Patientinnen feststellen und dementsprechend eine individuelle Creme zusammenmischen. Verschreibungspflichtig sind die Östrogene aus Tiegel oder Tube in jedem Fall. Da sie »bloß« der Schönheit dienen, ist die Behandlung auch keine Kassenleistung, sondern muß privat bezahlt werden. Hormone in freiverkäuflichen Kosmetika sind seit 1979 wegen möglicher Nebenwirkungen verboten.

Hormoncremes sind verschreibungspflichtig

Kosten: ab DM 200

Unerwünschte Wirkungen

Ein unerwünschter Effekt – als Reaktion auf eine Lokaltherapie mit Hormonen – können Pigmentflecken sein. Experten raten deshalb zur Vorsicht bei einer bereits bekannten, vermehrten Aktivität von Melanozyten (Zellen, die Pigment weitertransportieren). Auch mit den äußerlich anwendbaren (topischen) Hormonen muß der Arzt dann sehr zurückhaltend umgehen und sich langsam an die geeignete Dosis herantasten. Auch bei Allergien sind Östrogene absolut tabu. Sie können nämlich die Freisetzung des Allergiestoffs Histamin unterstützen.

Ridolyse – Lifting aus der Steckdose

Die Elektro-Ridolyse steht für ein sanftes Lifting-Verfahren, bei dem die Fibroblasten (das sind die »Baumeister« des Bindegewebes, Seite 9) mittels eines elektrischen Impulses nachhaltig stimuliert und aktiviert werden. Der elektrische Reiz regt die Zellen dazu an, sich selbst zu helfen und junges Collagen zu bilden. Dadurch glättet sich nicht nur die ganze Oberfläche der Haut, auch der Teint sieht wieder praller und rosiger aus. Anhand von feingeweblichen Untersuchungen konnte eine Collagen-Verdichtung sowie eine Verbesserung der Hautelastizität bewiesen werden.

Für eine glatte Hautoberfläche und einen prallen Teint

Die Behandlung

Um diesen Erfolg zu erzielen, heißt es aber erst einmal die Zähne zusammenzubeißen, denn die Ridolyse ist nicht ganz schmerzfrei: Der Arzt führt haarfeine, 25 Millimeter-kurze Nadeln aus Edelstahl entlang der Falten parallel zur Oberfläche in die Haut ein. Dabei werden, je nach Tiefe der zu behandelnden Falten, zwei

Nicht ganz schmerzfrei

Stromstöße regen das Gewebe in der Tiefe an

unterschiedliche Nadeltypen verwendet. Die Nadeln sind jeweils mit Kabeln verbunden, die in Abständen immer 10 Sekunden lang leichte Stromstöße in die Tiefe des Gewebes senden. Dabei verspürt man höchstenfalls noch ein leichtes Prickeln.

■ In den darauffolgenden Minuten entsteht eine Rötung sowie eine leichte Schwellung der Einstichstelle. Beides verschwindet nach einigen Stunden wieder.

Kein sofortiger Erfolg

Einen schnellen Erfolg dürfen Sie sich von der Ridolyse allerdings nicht erwarten. Außerdem sprechen nicht alle Frauen gleich positiv auf diese Therapie an. Auch können vorübergehend linienförmige Pigmentationen auftreten, dann nämlich, wenn die Stromstärke zu hoch ist und gleichzeitig die Nadel zu oberflächlich in die Haut gelegt wurde.

So lange hält die Wirkung

5 Sitzungen von jeweils 20 Minuten alle 14 Tage sind mindestens nötig, um ein sichtbar gutes Ergebnis zu erzielen. Die Behandlung tieferer Falten muß man gegebenenfalls 2 Monate später weiterführen. Der positive Effekt hält 6 bis 12 Monate an. Eine jährliche Auffrischung wird empfohlen.
Kosten pro Sitzung: einzelne Falten etwa DM 190; das ganze Gesicht etwa DM 300

Biolifting – die Natur hilft mit

Biolifting – auch Vital-Face-Lifting genannt – ist eine Vitalisierungstherapie

Mit einem chirurgischen Facelifting hat diese Methode nichts zu tun. Es sind keine Schnitte und auch keine langwierige Regenerationsphase nach dem Eingriff erforderlich. Es entstehen auch keine Narben. Andererseits ist die Verjüngung nicht so auffallend, daß Sie (wie nach einem chirurgischen Facelifting) befürchten müssen, von jedermann gleich darauf angesprochen zu werden. Beim Biolifting ist, wie schon das Wort verrät, Natur im Spiel (griech. »bios« = Natur). Das körpereigene Reparatursystem wird aktiviert, müde Zellmechanismen wieder auf Trab zu bringen.

So wirkt Biolifting

Injiziert werden sogenannte Organlysate. Das sind wäßrige Lösungen, die aus biologischen Substanzen (meist aus tierischen Organen) im Labor gewonnen werden und keine Allergien hervorrufen. Die Organsubstanz ist kein Füllmaterial. Sie regt die natürliche Reparatur der Zellen und die Durchblutung an, ebenso die vermehrte Bildung körpereigenen Collagens. Das strafft die Haut und gibt ihr langfristig den Frische-Kick. Dabei wirkt nicht nur das biologische Arzneimittel: Durch den lokalen Gewebereiz, den die Injektionsnadel in der Haut setzt, läßt sich zusätzlich ein regenerierender Effekt erreichen.

Die Behandlung

In Abständen von etwa einem Zentimeter spritzt der Arzt (vorwiegend sind es homöopathisch geschulte Mediziner) die Flüssigkeit mit dünnen Injektionskanülen direkt in den Faltenverlauf. Bis zu 50 oder 60 Einstiche können nötig sein. Davon spüren Sie jedoch nichts, weil die Haut zuvor mit einem Oberflächenanästhetikum betäubt wird.

■ Die Prozedur hinterläßt kaum sichtbare Spuren. Oft wird nach einer solchen Injektion zusätzlich eine Spezialcreme in die Haut einmassiert, die den Inhaltsstoffen der verwendeten Ampullen entspricht. Dadurch können sich die eingespritzten Substanzen besser verteilen.
Wenn jemand eine sehr empfindliche Haut hat, kann es an den Einstichstellen zu blauen Flecken kommen, die sich aber gut mit einem Make-up-Stift kaschieren lassen.

Sauerstoff unterstützt

Um die Zellatmung zu aktivieren, können unterstützend Sauerstoffbehandlungen durchgeführt werden. Im Rahmen einer ganzheitlichen Regeneration wird von vielen Ärzten auch eine Entgiftung des Darms empfohlen, die sich wiederum positiv auf die Haut auswirkt.

So lange hält es

Für diese Verjüngungstherapie müssen Sie Geduld mitbringen. Es sind 10 Sitzungen – jede Woche eine – erforderlich, und anfangs sieht und spürt man keinerlei Veränderungen. Der Erfolg stellt sich erst langsam ein, etwa ab der 8. Woche.
Je nach Hautbeschaffenheit hält das Ergebnis maximal 2 Jahre. Sie können es nach etwa einem Jahr mit 2 bis 3 Behandlungen auffrischen und so die Wirkung verlängern.
Kosten: etwa DM 3500

Goldfäden – ein straffendes Gitter aus purem Gold

Für straffere Konturen

Die Goldfadenimplantation kommt aus Frankreich und wird dort – mit Verbesserungen – seit mehr als 30 Jahren praktiziert. Berühmteste Anhängerin dieser Methode soll die französische Schauspielerin Cathérine Deneuve sein. Von ihr wird behauptet, daß in ihren Körper mehr als 24 Meter Goldfäden »eingewebt« wurden.

So wirken die Goldfäden

Das Goldnetz hebt abgesunkene Wangenpartien und »verwischte« Kinn-Hals-Konturen an

Bei dieser Methode werden hauchdünne Fäden aus 24-karätigem Gold verwendet. Wegen seines hohen Reinheitsgrads ist Gold allergiefrei. Die Fäden werden netzartig in die Haut eingezogen, so daß sie ein Gitter bilden, das jedoch nicht zu ertasten ist.

Die Goldfäden werden von Bindegewebe eingesponnen, die Haut wird dadurch aufgepolstert. Dort, wo Goldfäden implantiert wurden, verbessert sich die Elastizität und die Hauttönung deutlich. Je höher die Anzahl der verwendeten Fäden, desto besser das Ergebnis. Der Erfolg der Goldfadenmethode hängt auch vom Alter und vom Zustand der Haut ab. Er ist nicht so spektakulär wie bei einem Facelift. Die besten Ergebnisse werden bei Frauen zwischen 30 bis maximal 55 Jahren erreicht.

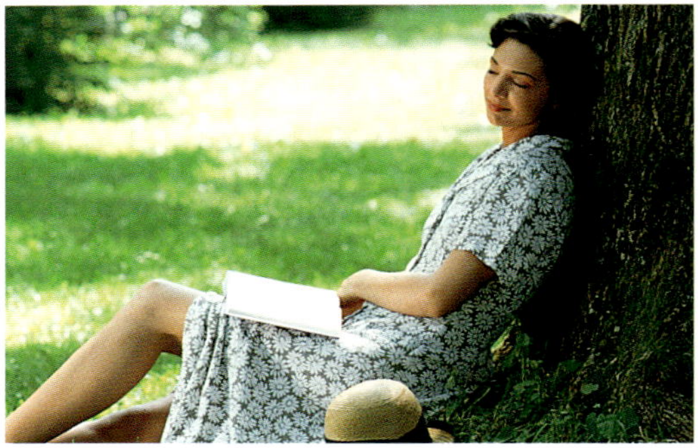

Nach der Behandlung: viel Ruhe und nicht in die Sonne.

Gold braucht eine Stütze

Der einzelne Goldfaden ist mit 0,1 Millimeter extrem dünn und deshalb nicht reißfest. Er muß mit einem zweiten Nahtfaden aus Catgut verstärkt werden. Catgut wird aus Rinderdünndarm gewonnen. Der Stützfaden wird später vom Körper abgebaut. Allerdings kann Catgut in seltenen Fällen eine allergische Reaktion hervorrufen, denn er besteht aus tierischem Protein. Deshalb muß etwa 4 Wochen vor dem geplanten Eingriff ein Catgut-Test am Unterarm vorgenommen werden, nach 2 weiteren Wochen eine zweite Probe. Tritt keine Reaktion auf, kann das Goldgitter bedenkenlos eingezogen werden.

Die Behandlung

Zunächst wird das zu behandelnde Areal lokal betäubt. Jeder einzelne der 60 Millimeter langen Goldfäden wird mit einer Nadel auf Höhe der Unterhaut ins Gewebe eingezogen und so abgeschnitten, daß die Enden in der Haut verschwinden. Die Ein- und Ausstichstellen werden für einen Tag mit einem sterilen Pflaster abgedeckt.

Größere oder kleinere Flächen werden mit einem Goldgeflecht unterlegt.

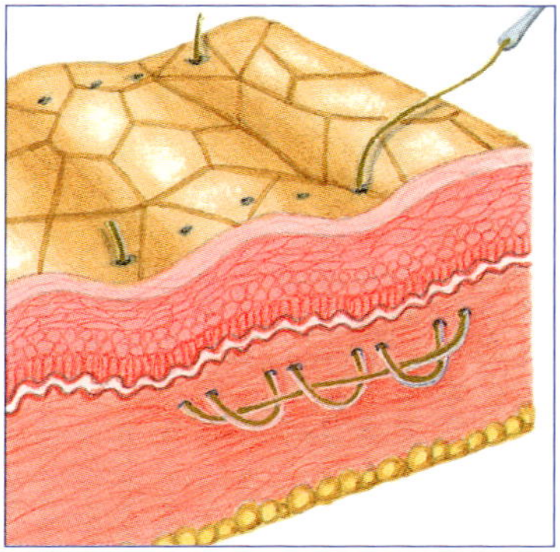

■ Während der ersten 24 Stunden sollten Sie möglichst wenig reden und auch nicht heftig kauen, sonst könnte sich eventuell ein Faden nach »oben« arbeiten. Spannungsgefühl und leichte Blutergüsse sind in den ersten 14 Tagen nach dem Eingriff normal. Sonne und aggressive Sportarten sind 4 Wochen lang tabu.

Kosten: ab DM 2000.

Chemisches Peeling – die medizinische Schälkur

Gegen Fältchen und Narben

Mit den normalen, oberflächlich wirkenden Peelings, die es in jeder Parfümerie zu kaufen gibt, haben die chemischen Peelings nichts gemeinsam. Beim chemischen Peeling werden zur Verjüngung der Haut Fruchtsäuren oder chemische Ätzmittel wie Trichloressigsäure (TCA) angewendet, die mehr oder weniger tief ätzen.

So wirkt chemisches Peeling

Fältchen um Augen und Mund, Pigmentflecken und Aknenarben verschwinden

Beim Peelen wehrt sich die gesunde Haut, indem sie ihre Abwehrkräfte mobil macht und die ihr zugefügten Wunden möglichst schnell wieder schließt. Es werden Unmengen neuer Zellen produziert, die verätzten Schichten sterben ab und lösen sich. Innerhalb der darauffolgenden Wochen bis Monate erneuert sich die oberste Hautschicht. Auch das darunterliegende Bindegewebe soll positiv beeinflußt werden. Je nach Hautproblem wird mit unterschiedlichen Säuren und unterschiedlich tief geschält.

Kosten: etwa DM 4000

Ein glattes Gesicht ohne Schnitt

Die Risiken kennen

Solch tiefgreifende Prozeduren dürfen nur vom Arzt durchgeführt werden, da der Umgang mit den extrem aggressiven Säuren große Erfahrung erfordert. Andernfalls ist die Gefahr groß, daß Narben zurückbleiben, es zu Pigmentstörungen kommt oder daß sich eine unnatürlich glänzende, von vielen Gefäßen durchzogene »Wachshaut« bildet. Vorübergehende Pigmentveränderungen sind bei jeder Art von Schälkur möglich. Bei Couperose sollte von einer Behandlung Abstand genommen werden, da sich der Zustand verschlimmern könnte.

Oberflächliches Schälen

Säuren aus Milch und Obst

Verwendet werden für oberflächliche Peelings Fruchtsäuren, die oft die Bezeichnung »sanfte Säuren« erhalten. Diese Alpha Hydroxy Acids (AHAs) werden aus Milch, Weintrauben, Zitrusfrüchten, Papayas, Äpfeln und Birnen gewonnen. Am gebräuchlichsten ist die dem Zuckerrohr entstammende Glykolsäure. Wirklich »sanft« sind sie nur in einer niedrigen Konzentration bis 50 Prozent, mit denen auch Kosmetikerinnen arbeiten dürfen. Das Ergebnis ist dafür auch weniger spektakulär. Ärzte verwenden höhere Dosierungen.

So wirken die Fruchtsäuren

Fruchtsäuren eignen sich lediglich für eine sehr oberflächliche Behandlung, da es zu keiner Tiefenwirkung und deshalb auch nicht zu einer Neubildung des Bindegewebes kommt. Der Effekt ist eher kosmetischer Art: Die Haut sieht hinterher schöner aus, auch leichte Pigmentierungen durch die Sonne können verschwinden. Doch schon um oberflächliche Aknenarben zu mildern, benötigen Sie mindestens 5 Schälungen hintereinander in bestimmten Zeitabständen.

Eine klinische Studie, die die Wirkungen von Alpha-Hydroxysäuren auf die Lichtalterung untersuchte, ergab eine etwa 25prozentige Zunahme der Hautstärke. Ebenso verbesserte sich die Qualität der elastischen sowie die Dichte der kollagenen Fasern.

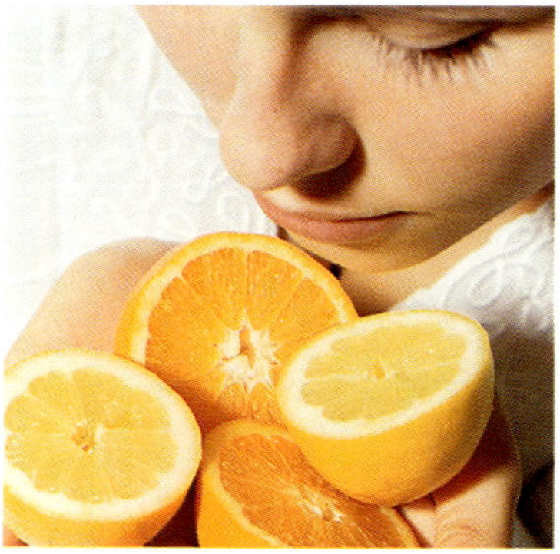

Fruchtsäuren – unter anderem auch aus Zitrusfrüchten – sorgen für eine elastische, pralle Haut.

Die Behandlung

Gepeelt wird mit Lösungen oder Gels

2 bis 4 Wochen vor der Säurebehandlung beginnt wie bei jedem chemischen Peeling die Vorbereitungsphase mit den entsprechenden Pflegeprodukten. Unter deren Einfluß schält sich die Haut leicht und gewöhnt sich gleichzeitig an den niedrigeren pH-Wert der Fruchtsäure. Es sind immer mehrere Peeling-Sitzungen (etwa 3 bis 4) hintereinander notwendig.

■ Das Gesicht ist nur direkt nach jeder Behandlung leicht gerötet, Schuppung tritt keine auf. Bereits am nächsten Tag können Sie wieder Make-up auflegen.

Mitteltiefes Peeling

Sonnen- und Raucherfalten ausgleichen

Ein mittleres Peeling bringt gute Resultate bei
- Sonnen- und Raucherfalten um die Augen beziehungsweise den Mund
- tieferen, aber flachen Aknenarben.

Die Behandlung

Die mehrwöchige Vorbereitungszeit verläuft wie bereits beschrieben. Mehrere »ätzende« Möglichkeiten stehen dem Arzt bei einem mittleren Peeling zur Verfügung: Bei Akne empfiehlt sich Trichloressigsäure, kurz TCA, in Verbindung mit Trockeneis. Damit werden zuerst die Narbenränder abgeflacht. Darüber kommt die Säure in 35prozentiger Konzentration, weil hier die Gefahr von Narbenbildung geringer ist. Häufig verwendet werden außerdem Mischungen aus Glykolsäure plus Trichloressigsäure.

Die Haut reagiert heftiger

■ Die »Nachwehen« sind in jedem Fall größer als beim »sanften« Peeling. Die Haut schwillt an, rötet und schuppt sich, sie fühlt sich trocken und gespannt an. Nach etwa 10 Tagen ist der Prozeß abgeschlossen, und eine junge, rosige Schicht wird sichtbar.

Nur mit Sunblocker in die Sonne!

Besonders empfindlich reagiert die Haut während und nach der Behandlung auf UV-Licht, ein Sunblocker ist deshalb für längere Zeit ein absolutes Muß. Eine straffere Optik des Gesichts dürfen Sie jedoch nicht erwarten. Da die Wirkung einer »mittleren« Säurekonzentration nicht bis in die Bindegewebsschichten vordringen kann, bleibt eine Neubildung der kollagenen Fasern aus und ebenso der damit verbundene Lifting-Effekt.

Ein glattes Gesicht ohne Schnitt

Tiefenschälkur

Zellerneuerung durch tiefes Schälen

Ein liftingähnlicher Straffungseffekt mit gleichzeitiger Entfernung aller oberflächlichen Hautschäden läßt sich nur durch ein tiefes Schälen bewirken. Es muß die Basalmembran, die unterste Schicht der Oberhaut (Seite 9), erreicht werden. Nur dort finden die Zellerneuerung und eine Neubildung von kollagenen Fasern statt, die den »liftenden« Effekt zur Folge haben. Dieser größere Eingriff in die Hautstruktur kann nur unter Betäubung vorgenommen werden, da er sonst zu schmerzhaft wäre.

Die Behandlung

Kein giftiges Phenol mehr

Früher wurde häufig Phenol als Ätzmittel verwendet – wegen seines extrem glättenden Effekts. Ärzte nehmen inzwischen davon Abstand, weil die toxische (giftige) Wirkung auf innere Organe wie Leber, Niere und Herz bei einer großflächigen Anwendung inzwischen erwiesen ist. Aber auch, weil die Haut einen porzellanartigen, unnatürlich hellen Ton bekommt. Heutzutage wird für Tiefenpeelings reine oder kombinierte Trichloressigsäure verwendet, aber auch Mischungen mit Fruchtsäuren sind gebräuchlich. Fruchtsäuren haben den Nachteil, daß sie sich schlechter kontrollieren lassen, da sie manchmal sofort sehr tief eindringen.

Neu: Blue Peel

Immer mehr Ärzte arbeiten nach dem Prinzip des amerikanischen Peeling-Spezialisten Dr. Zein Obagi, der eine spezielle Sicherheit eingebaut hat. Es handelt sich um eine Kombination aus 50prozentiger Trichloressigsäure (TCA) und einer besonderen Flüssigkeit, deren Zusammensetzung er nicht preisgibt. Beim schichtweisen Auftragen der Lösung kann der Arzt an Farbe und Konsistenz genau ablesen, wie tief er bereits geschält hat.

Die blaue Farbe gibt an, wie tief geschält wird

Bei der neuesten Obagi-Methode, dem *Blue Peel*, ist die Tiefe der eindringenden Säure noch exakter zu bestimmen und eignet sich aus diesem Grund auch für Ärzte, die mit Schälkuren wenig Erfahrung haben. Die blaue Farbe zeigt durch ihre diversen Schattierungen genau an, wie tief das Peeling in die Haut eingedrungen ist. Auf diese Weise läßt sich das Verfahren ganz exakt steuern. Nachteil ist, daß die Blaufärbung der Haut für etwa 2 Tage anhält.

Richtig nachbehandeln

Wichtig für ein erfolgreiches tiefes Peeling ist auch die Nachbehandlung. Besonders bei dunkelhaarigen Frauen zeigen sich nach 1 bis 2 Monaten häufig bräunliche Verfärbungen der Haut als normale Reaktion auf den Eingriff. Mit entsprechenden Spezialprodukten, die unter anderem das »Bleichmittel« Hydroquinon enthalten, verschwinden sie innerhalb einer Woche. Mehrmonatiger Sonnenschutz ist auch hier für alle Hauttypen absolute Pflicht.

Heilungsverlauf

Zwei Wochen können Sie nicht unter die Leute

■ Mit oder ohne blaue Tönung – nach einer Tiefenschälkur sind Sie mindestens 14 Tage nicht gesellschaftsfähig. Postoperative Schmerzen müssen Sie nicht befürchten, doch das Gesicht ist anfangs extrem aufgequollen. Dann bildet sich auf der Haut eine Kruste, die von selbst abfallen muß. Nach 2 Wochen sind immer noch sichtbare Unregelmäßigkeiten da, die sich aber mit Make-up ausgleichen lassen.

■ Die Wirkung auf die Collagen-Produktion der Haut, die erst richtig schön macht, setzt nach 2 bis 3 Monaten ein. Die Haut zieht sich zusammen, wird straffer und jugendlicher.

Dermabrasion – das Abschleifen der Haut

Für einen frischen, gleichmäßigen Teint

Dermabrasion – das ist der Fachausdruck für mechanisches Schälen der Haut. Mit schnell rotierenden, diamantbeschichteten Schleifköpfen oder feinen Stahlbürsten wird Schicht für Schicht möglichst gleichmäßig abgetragen. So kann sich eine glatte, neue Hautoberfläche bilden. Die Dermabrasion hat ähnliche Effekte wie das chemische Peeling.

Die Dermabrasion des gesamten Gesichts wird heute vielfach durch das für den Arzt einfachere Laser-Peeling (Seite 88) ersetzt. Das Abfräsen einzelner Partien, wie bei »Kräuselkrepp-fältchen« um den Mund herum, ergänzt häufig ein Face-Lifting, das solche Schönheitsfehler nicht beheben kann.

Die Risiken kennen

Der Erfolg einer Dermabrasion hängt ganz besonders von der geschickten Hand des Arztes und von seinem Feingefühl ab. Er muß in einer genau vorgegebenen Tiefe arbeiten. Schleift er zu tief, kann es häßliche Narben geben. Hat er viel Übung, erzielt er ein Ergebnis, das chemischem Peeling in nichts nachsteht.

Die Behandlung

So eine Schleifkur wird immer unter Vollnarkose oder Dämmerschlaf im sterilen Operationssaal vorgenommen. Der Eingriff ist schmerzhaft und erfordert einen kurzen stationären Aufenthalt, damit sich der Schorf auf der Wundfläche ohne Infektion bilden kann.

Sie müssen einige Tage im Krankenhaus bleiben

■ Nach 10 bis 14 Tagen kommt eine zartrosa gefärbte, neue Hautschicht zum Vorschein. Wenn Sie die noch vorhandenen Rötungen überschminken, können Sie sich nach dieser Zeit auch wieder in die Öffentlichkeit wagen.
Kosten: etwa DM 3500

Nachbehandlung

Ähnlich wie beim chemischen Peeling werden zur Pflege fettreiche Produkte empfohlen, da die Haut sich anfangs sehr trocken anfühlt. Schonende, ölhaltige Reinigungsprodukte sichern die Rückfettung. Seifenlösungen sollten Sie meiden.
Je nach Hauttyp dauert es 5 bis 6 Wochen, bis der vorerst rosige Teint wieder normale Tönung hat. Bei dunklen Typen braucht die Haut länger. Während dieser Zeit ist ein vollständiger Lichtschutz notwendig.

Absoluter Sonnenschutz ist nötig

Laser-Peeling verdampft das Gewebe

Während beim chemischen Peeling die Hautoberfläche verätzt und bei der Dermabrasion abgeschliffen wird, verdampft der Laser das Gewebe schichtenweise. Es können einzelne Falten bis hin zum gesamten Gesicht behandelt werden. Die thermische Wirkung des Laserstrahls läßt die kollagenen Fasern in der Haut schrumpfen. Dadurch entsteht die Straffung.

Die Behandlung

Beim sogenannten Skinresurfacing mit dem ultrapulsten CO_2-Laser wird unter Betäubung die Haut in drei bis vier Schichten verdampft. Der Arzt fährt dabei mit dem Laserstrahl über die Haut und »verschmort« dabei eine mikrodünne Gewebeschicht. Je öfter er über das Areal lasert, desto tiefer wird geschält. Bereits der erste Arbeitsgang löst das *Collagen-Shrinking* aus.
Kosten: von DM 2000 bis DM 8000

Beim Collagen-Shrinking werden die Collagen-Fasern gestrafft

■ Rötungen und Schwellungen sind in den ersten 14 Tagen so extrem, daß ein Urlaub zu

Hause vernünftig ist. Manche Ärzte decken für 48 Stunden das Gesicht mit einer hauchfeinen Folie ab. Das erspart nicht nur den eigenen unschönen Anblick, sondern soll auch den Heilungsprozeß unterstützen. Auf der Hautoberfläche zeigt sich eine gelbliche Färbung durch das Ausschwitzen von Hauteiweiß. Dieses Fibrin trocknet langsam aus, dadurch bilden sich Krusten.

Machen Sie 3 Wochen Urlaub zu Hause, bis die Rötungen abgeheilt sind

In der 3. Woche lassen sich die Rötungen kosmetisch abdekken. Sie können schlimmstenfalls bis zu 6 Monaten anhalten. Erst dann sieht die Haut jünger und straffer aus.

Die Risiken kennen

Bei dieser neuen Methode liegen noch keine Langzeiterfahrungen vor. Auch über die Möglichkeit, einen solchen Eingriff ohne Probleme zu wiederholen, weiß man noch wenig. Vorsicht vor einem Laser-Peeling ist geboten, wenn zuvor Collagen unterspritzt wurde. Es ist unklar, wie der Anti-Falten-Stoff auf die Hitze der Laserstrahlen reagiert.

Wie bei allen tiefen Peelings besteht auch in diesem Fall die Gefahr von Herpes, deshalb vorher entsprechende Medikamente einnehmen. Hinterher verträgt die Haut monatelang keine Sonne. Zu den Risiken gehören Hyperpigmentierungen und Verbrennungen mit Narbenbildung.

So lange hält die Wirkung

Die ersten dynamischen Falten bilden sich oft schon nach einem Jahr wieder neu. Der frischere Gesamteindruck des Gesichts soll mehrere Jahre anhalten.

Das Präzisions-Peeling

Das Präzisions- oder Softpeeling mit dem Hochleistungs-Erbium Yag Derma20 läßt sich etwa zwischen einem chemischen Peeling mit Glykol (Seite 85) und dem Skinresurfacing (Seite 87) einordnen. Die »kalte« Energie dieses neuartigen Er:Yag-Lasersystems erlaubt eine wesentlich sanftere Abtragung des Gewebes. Sie dürfen sich jedoch keine enorme Hautstraffung erwarten, weil es dabei zu keiner Collagen-Schrumpfung wie beim Ultrapuls CO_2-Laser kommt. Dafür erübrigt sich bei dieser Technik eine Narkose, eine betäubende Salbe genügt.

Das Gewebe wird sanft abgetragen und geglättet

■ Sie benötigen mit Derma20 nur maximal 2 Behandlungen in Abständen von 8 Wochen. Schon etwa 5 Tage nach dem Eingriff können Sie mit Make-up wieder unter die Leute gehen. Nach 2 bis 3 Wochen ist nichts mehr von den Folgen zu sehen.

Sie sind schon bald wieder vorzeigbar

Ein glattes Gesicht ohne Schnitt

Methoden für ein glattes Gesicht und schönen Teint

	Technik	Vorteile	Nachteile	Kosten
RIDOLYSE 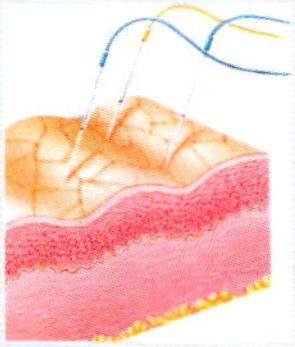	Feine Nadeln werden unter die Falten geschoben; Stromimpulse regenerieren das Bindegewebe ● straffere Haut	Keine Überempfindlichkeit; Haltbarkeit etwa 1 Jahr	Hämatome möglich; mehrere Behandlungen erforderlich	pro Sitzung: einzelne Falten ca. DM 190, ganzes Gesicht ca. DM 300
BIOLIFTING 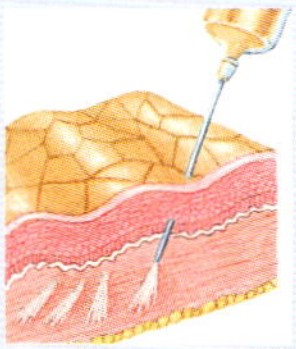	Injektion von Organsubstanzen zur Anregung der Zellerneuerung und Durchblutung ● der Teint »blüht« auf, wirkt rosiger	Rein biologische Methode; sehr gute Verträglichkeit	Wirkung setzt erst nach 8 bis 10 Wochen ein	ca. DM 3500
GOLDFÄDEN 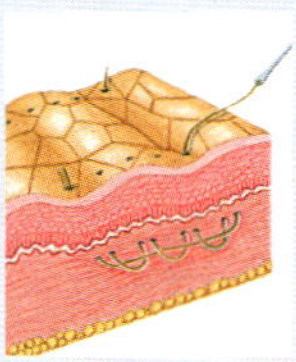	Hauchfeine, reine Goldfäden werden netzartig unter der Haut eingezogen; Neubildung von Bindegewebe ● sanfter Lifteffekt	Keine Allergien bekannt; risikoloser Eingriff	Keine sofortige Wirkung; nach dem Eingriff Sonne- und Sportverbot	ab DM 2000
DERM-ABRASION 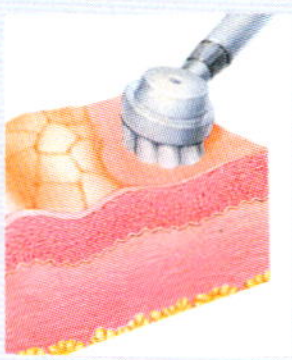	Abschleifen der Haut mit Schleifköpfen oder Stahlbürsten; Bildung einer neuen, glatten Hautoberfläche; auch zur Behandlung einzelner Partien ● ebenmäßige Haut	Ähnlich wie beim chemischen Peeling; nach 14 Tagen wieder vorzeigbar	Häßliche Narben, wenn zu tief geschliffen wird.	ca. DM 3500

	Technik	Vorteile	Nachteile	Kosten
HORMON-CREME 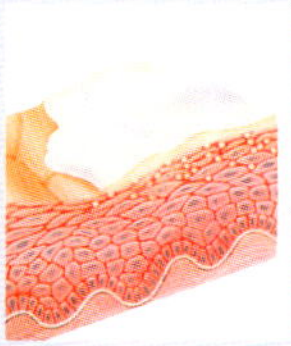	Entsprechend dem Hormonstatus wird eine östrogenhaltige Creme angemischt; die vermehrte Wassereinlagerung polstert die Haut auf ● die Haut wird glatter und frischer	Keine Nebenwirkungen; einfache Anwendung	Effekt verschwindet bald nach Absetzen der Creme	ab DM 200
PEELINGS 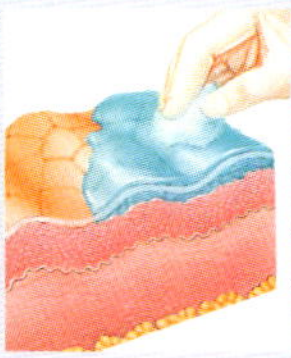	Die Haut wird schichtweise in unterschiedlichen Tiefen mit Säuren verätzt; trägt alle Hautunebenheiten ab, regt die Zellneubildung an ● ebenmäßiger Teint, weniger Falten	Der Effekt läßt sich durch die Schältiefe bestimmen	Narkose bei tiefen Schälprozessen; Narben und braune Flecken möglich	ab DM 4000
LASER 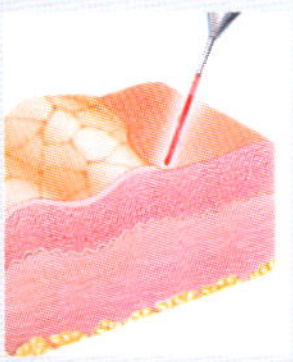	Mit dem Laserstrahl wird die Haut schichtenweise verdampft; nur bei hohen Eindringtiefen entsteht Lifting-Effekt durch Schrumpfen der kollagenen Fasern ● glatter Teint, weniger Falten	Glättet Hautunebenheiten, ebenso kleinere bis mitteltiefe Falten	Beim tiefen Skinresurfacing monatelange Rötungen; Gefahr von Hautaufhellung, Narben, braunen Flecken	von DM 2000 bis DM 8000

Zum Nachschlagen

Bücher, die weiterhelfen

Bolz, Elke, *Super Teint*; Freundin-Buch, Falken Verlag

Höfler, Heike, *Das Fitneßtraining fürs Gesicht*; Trias Verlag

Wittmann, Ingeborg, *Schönsein*; Brigitte-Buch, Mosaik Verlag

Wöfl, Norbert, *Schönheitskorrekturen mit und ohne Operation*; Journal für die Frau Buch, Mary Hahn Verlag

– aus dem Gräfe und Unzer Verlag:
Bohlmann, Friedrich, *Schlank und fit ohne Diät*

Dittmar, Prof. Dr. W. Dittrich, Wellmann, Jutta, *Enzyme – Aktivstoffe für Frauen*

Kraske, Dr. med. Eva-Maria, *Wie neugeboren durch Säure-Basen-Balance*

Langen, Prof. Dr. med. Dietrich, *Autogenes Training*

Lesch, Matthias, Förder, Gabriele, *Kinesiologie – aus dem Streß in die Balance*

Mühleib, Dr. Friedhelm, *Fit, schön & gesund – Vitamine*

Schneider, Dr. med. Avril, *Sanfte Medizin für Frauen*

Schutt, Karin, *Wasser – Quelle für Wohlbefinden und Schönheit*

Schwarze, Micheline, *Qigong - Gesund durch sanfte Bewegung*

Werner, Monika, *Ätherische Öle*

Wesse, Harry, *Yoga für Anfänger*

Wilhelm, Dr. Gudrun, *Fitneß und Spaß mit Ball und Band*

Adressen, die weiterhelfen

Berufsverband der Deutschen
Dermatologen e.V.
Brackeler Hellweg 133
44309 Dortmund

Bundesverband Deutscher
Kosmetikerinnen e.V.
Liesegangstraße 10
40211 Düsseldorf

Deutsche Dermatologen
Gesellschaft
Letzter Hasenpfad 61
60598 Frankfurt

Deutsche Dermatologische
Lasergesellschaft
Karlsplatz 4
80335 München

Deutsche Gesellschaft für
kosmetische Medizin
Dr. Max-Straße 27F
82031 Grünwald

Deutscher Fachverband für
Permanent Make-up
Hauptstr. 88
35745 Herborn

Vereinigung der Deutschen
Plastischen Chirurgen
Bleibtreustraße 12A
10623 Berlin

Rechtsberatung

Deutscher Anwaltverein
Adenauerallee 106
53113 Bonn

Arbeitsgemeinschaft
Rechtsanwälte im
Medizinrecht
Erftstr. 78
41460 Neuss

Institut für Patientenrechte
Grunsswiss 20
L-6555 Bollendorf-Pont
Luxemburg

Österreich

Österreichische Gesellschaft für
Plastische, Ästhetische und
Rekonstruktive Chirurgie
Alserstr. 4
A-1010 Wien

Schweiz

Schweizer Gesellschaft für
Plastische-Rekonstruktive und
Aesthetische Chirurgie
Prof. Viktor Meyer
Universitätsspital
Rämistr. 100
CH-8091 Zürich

Sachregister

Impressum

Wir danken den Firmen Maria Galland GmbH, Collagen GmbH, München, MEDRO Medizintechnik, Düsseldorf, Lancôme, München, für die freundliche Bereitstellung von Fotomaterial.

Redaktion: Doris Birk
Lektorat: Andrea Koppenleitner
Bildredaktion: Christine Kohl
Fotos: Christophe Schneider: Seite 6/7, 28. 31, 47; Sigrid Reinichs: Seite 10; CMA/Schö: Seite 12, 23, 66/67; Lancôme: Seite 13; Axel Springer Verlag JEX: Seite16, 35, 44, 58, 84; Reiner Schmitz: Seite 17; Zefa/Benser: Seite 20; Zefa/Wartenberg: Seite 22; Zefa/Campiglio: Seite 37; Studio Teubner: Seite 24; Jalag/Siebmann: Seite 32/33, 42,43; Michael Leis: Seite 38, 40, 41, 74; Tausendblauwerk/M. Berwanger: Seite 42; Peter Schehaye PR: Seite 45; Bavaria TCL: Seite 49; Bavaria/Krienke: Seite 52; Bavaria: Seite 53; Maria Galland GmbH: Seite 54/55; Mike Masoni: Seite 64; Beauty forum: Seite 71; Jalag: Seite 82.
Grafiken: Marlene Gemke: Seite 73, 75, 76, 77, 83, 90/91; Axel Springer Verlag: Seite 62, 77, 90/91; sXe-Grafik: Seite 50/51.

Layout und Umschlaggestaltung: Heinz Kraxenberger
Gesamtherstellung: Renate Hausdorf
Lithos: Fotolito Longo, I-Frangart
Druck: Appl, Wemding
Bindung: Sellier, Freising

ISBN 3-7742-2521-4

Auflage	4.	3.	2.	1.
Jahr	2000	99	98	97